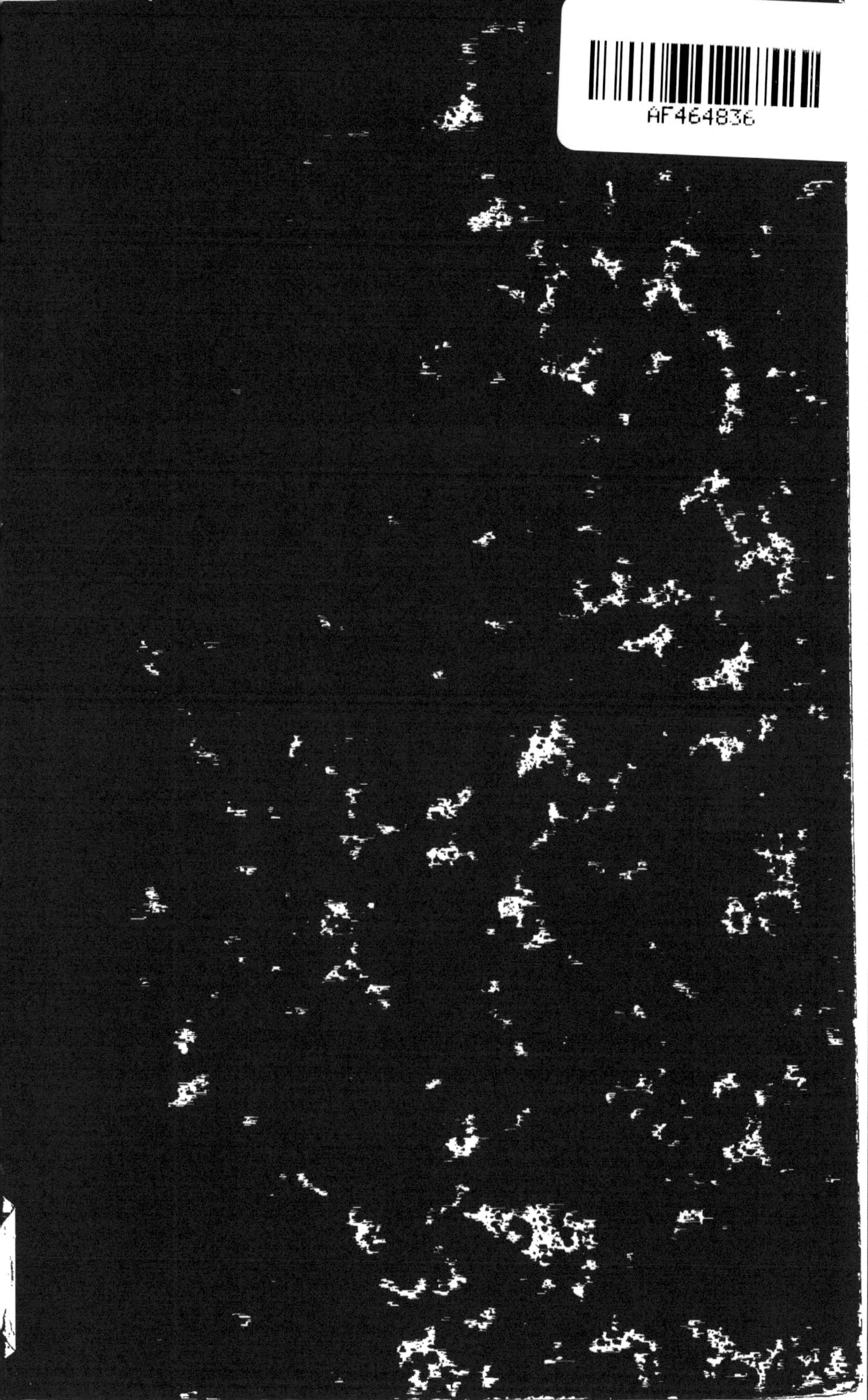

DE LA SPONTANÉITÉ

DE LA MATIÈRE

DANS LES

MANIFESTATIONS PHYSIQUES ET VITALES

PUBLICATIONS DU MÊME AUTEUR

Sur les épis de blé introduits dans les voies aériennes (*dans les Bulletins de la Société Anatomique*).

Sur la paralysie de la 3e et 5e paires de nerfs (*dans les Archives de médecine*).

Sur l'amputation partielle du pied (*dans la Gazette médicale*).

Sur l'opération de l'empyème, et sur un nouvel instrument pour cette opération (*dans le Journal l'Esculape*).

Sur les calculs salivaires (*dans les Archives de médecine*).

Mémoire sur le ramollissement des os en général et sur celui du nommé potiron en particulier.

Sur les hémorrhagies opiniâtres à la suite de l'amputation des amygdales (*dans l'Union médicale*).

Recherches sur les maladies des os (ostéomalaxie).

Lettres sur la cause principale des morts subites survenues pendant l'inhalation du chloroforme (*dans le Mémoire précédent et dans le Moniteur des hôpitaux*).

De la Contagion dans les maladies.

Le Choléra est-il contagieux ?

Examen critique des diverses opinions sur la contagion du choléra.

De la Contagion dans les épidémies (1870).

IMPRIMERIE L. TOINON ET Ce, A SAINT-GERMAIN.

DE LA SPONTANÉITÉ

DE LA MATIÈRE

DANS LES

MANIFESTATIONS PHYSIQUES ET VITALES

PAR

G.-P. STANSKI

DOCTEUR EN MÉDECINE

Ancien interne des hôpitaux et hospices civils de Paris, etc., etc.

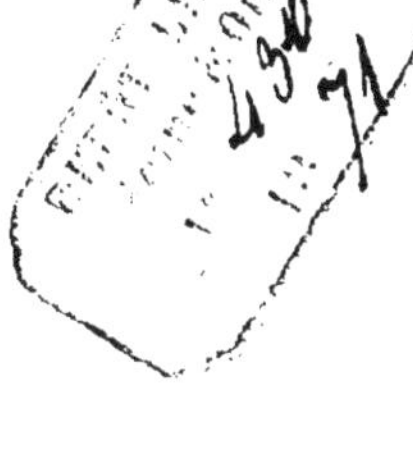

PARIS

J.-B. BAILLIÈRE ET FILS

LIBRAIRES DE L'ACADÉMIE NATIONALE DE MÉDECINE

Rue Hautefeuille, 19, près le boulevard Saint-Germain.

LONDRES — HIPP. BAILLIÈRE | MADRID — C. BAILLY-BAILLIÈRE

1872

AVANT-PROPOS

Ce travail a pour but principal de bien préciser la spontanéité dans les maladies et en particulier dans les maladies contagieuses ; mais comme tous les phénomènes de la nature s'enchaînent et ressortent les uns des autres, nous avons été conduit à entrer dans l'étude de la spontanéité des forces matérielles en général. C'est pour cette raison qu'on trouvera dans cette publication des raisonnements d'un ordre plus élevé qui accompagnent les démonstrations pathologiques.

DE LA SPONTANÉITÉ

DANS LES MALADIES

Memento quod pulvis es et in pulverem reverteris.

La logique est le plus puissant levier dont nous disposons pour arriver à la connaissance de la vérité.

STANSKI, *De la contagion dans les épidémies*, p. 193.

Le choix de ces deux épigraphes vient de ce que la première est une vérité qui résume le fond de la pensée de ce travail, et la seconde est un axiome applicable à toutes les sciences et surtout aux sciences naturelles, ou d'observations, dans lesquelles il ne nous est pas toujours permis de faire des expériences directes ; car, ainsi que nous l'avons déjà dit dans le travail susmentionné, tout ce qui s'accomplit dans la nature n'est qu'une admirable réalisation de la logique, et les faits qui s'y succèdent sont des conséquences inévitables les unes des autres. Seulement ce levier moral si puissant ne doit pas s'appuyer, comme cela a été dit ailleurs, sur des hypothèses imaginées, mais sur des faits réels et irrécusables, et la force, qui agit sur ce levier, ou le jugement doit être juste pour ne pas tirer de ces faits réels d'autres conséquences que celles qui y sont contenues. On peut donc voir, par ce qui précède, qu'il existe deux écueils sur lesquels il faut bien se garder de tomber dans l'étude des phénomènes de la nature qui ne peut jamais être illogique ; et quand dans cette étude nous croyons rencontrer des contradictions ou des inconséquences, ne passons pas outre, ou ne torturons pas les faits, pour leur faire dire ce qu'ils ne renferment pas en eux, mais plutôt rentrons en nous-même et cherchons si ces inconséquences apparentes ne tiennent pas au peu de solidité du point d'appui, c'est-à-dire à la qualité des faits, ou bien et plus souvent encore au vice de notre raisonnement tenant à divers motifs, comme l'intérêt, l'amour-propre, l'ignorance, l'entêtement, etc., et par-dessus tout à un défaut inné de notre jugement.

Nous commençons par exposer ces considérations philosophiques, parce qu'elles sont surtout applicables à ce travail ayant pout but l'étude des manifestations naturelles, dans laquelle il n'est pas possible d'apporter de la lumière en faisant des expériences probatoires et directes, et par conséquent où il faut produire des faits exacts et raisonner avec une logique très-rigoureuse.

La spontanéité des maladies contagieuses est un

sujet grave de discussions entre les médecins. Elle a occupé quelques séances de l'Académie de médecine, des hommes éminents ont pris part aux débats, mais sans avoir pu résoudre la question. Les uns, comme M. Bouillaud, soutenaient que les maladies contagieuses ne se développent jamais d'une manière spontanée, et ils avaient raison, puisqu'elles ne se développent jamais spontanément chez l'homme. D'ailleurs, s'il était vrai que les maladies contagieuses soient susceptibles de spontanéité, bien des fois nous ne serions pas en état de connaître si telle ou telle maladie est réellement contagieuse et si elle a été communiquée par un individu précédemment malade à un individu sain, puisqu'elle est capable de se développer spontanément, comme nous l'avons déjà dit dans notre travail : *De la contagion dans les maladies.*

Les partisans de la spontanéité invoquaient de leur côté la morve, la rage, la pustule maligne, la variole, la scarlatine et la rougeole comme preuves de leur opinion; alors leurs adversaires, n'apercevant pas le peu de solidité de cette argumentation, furent poussés à bout, faiblirent et firent une concession : ils avancèrent que ce ne sont pas les maladies elles-mêmes qui se développent spontanément, mais bien leur germe ou leur principe virulent qui, après s'être développé spontanément dans l'organisme vivant, donne ensuite naissance à la maladie elle-même.

Pour ce qui concerne la spontanéité des germes contagieux, j'accepte entièrement l'opinion de M. Chauffard, dont du reste je suis ici le courant d'idées, comme d'un des représentants les plus convaincus de l'école vitaliste, et qui démontre l'inconséquence d'une hypothèse semblable. Je m'associe à ses objections que je cite textuellement, tout en engageant le lecteur à remplacer dans son esprit, pour plus de clarté, par le mot *contagieux* le mot *spécifique* quand il est souligné : « Quoi ! on refuse d'admettre, comme contraire à la » *logique*, qu'une maladie *spécifique,* qui après tout » n'est pas un être, mais un simple mode, puisse se » déterminer sans cause spécifique directe, et on admet » ensuite, sans difficulté, que des germes, des virus, » c'est-à-dire des entités que l'on déclare positives et » douées du pouvoir créateur ou reproducteur, se créent » d'eux-mêmes, ou du moins sous des influences géné» rales et communes, étrangères quant à leur nature » au produit qu'elles engendrent? Pourquoi n'éprouve» t-on plus le besoin d'une cause spécifique pour créer » les agents *spécifiques ?* Pourquoi ne pas invoquer la » même logique dans un cas comme dans l'autre ? Où » est la condamnation rationnelle de la spontanéité de » la maladie *spécifique*, qui ne soit la condamnation » de cette spontanéité du germe ou du virus ? et même » ne doit-on pas reconnaître que la première possède » une puissante raison d'être, que ne saurait invoquer » la seconde? » Et plus loin l'auteur dit : « Or les germes » spécifiques feraient exception, et seraient sans *ana-*

» *logues* dans leur formation spontanée (1) ! Où trouver » l'action qui engendre les germes, puisque ceux-ci » ne sont plus la conclusion mais le commencement » d'une suite ordonnée d'actes pathologiques ? »

Tout ce qui précède démontre que les adversaires de la spontanéité des maladies contagieuses disposent de faits incontestables pour soutenir leurs convictions, lorsque d'un autre côté leurs contradicteurs appuient leurs opinions sur des faits en apparence non moins plausibles ; par conséquent, dans cette position des choses, la solution de la question reste toujours en suspens. Cependant la vérité ne peut se trouver dans deux camps tellement opposés sur la même question. D'où dépend donc ce désaccord et cette impossibilité de s'entendre sur un problème pour la solution duquel on a des faits irrécusables et si faciles à observer ?

Croirait-on, par exemple, que la nature dans ses manifestations puisse se mettre en contradiction avec elle-même ? Jamais ! Il faut donc attribuer ce désaccord des opinions au manque de sagacité pour apercevoir le

(1) Nous ne pouvons nous empêcher de faire remarquer au lecteur, qu'on sait bien exiger au moins des analogies pour sa cause, mais quand on demande aux contagionistes, qui avancent que telle ou telle épidémie est infectieuse ou contagieuse à distance, ne pouvant pas le prouver directement, qu'ils montrent au moins par l'analogie, c'est-à-dire par la contagion à distance établie d'une manière irrécusable dans une maladie quelconque, ils ne s'y arrêtent pas, ils passent outre en affirmant que telle ou telle épidémie est tout de même contagieuse à distance.

vice de raisonnement et, par conséquent, au défaut du jugement des hommes et nullement à la versatilité de la nature.

En effet, la raison de ce malentendu gît en ce que les partisans de la spontanéité des maladies contagieuses raisonnent mal en s'appuyant sur des faits sans précision et en les confondant les uns avec les autres, pendant que les adversaires de cette spontanéité ne saisissent pas le défaut de la cuirasse, c'est-à-dire le vice du raisonnement opposé. La suite va le prouver. Il est vrai que les idées qui vont suivre ont déjà été exposées dans nos publications précédentes, mais le lecteur nous pardonnera ces répétitions en faveur de cette circonstance, que ce sont des vérités immuables et qu'il est nécessaire de rappeler ici à cause de l'à-propos.

Autant il est certain qu'envisagés généralement, les êtres existant sur la terre ont des caractères communs qui les rapprochent et permettent d'en faire une grande classe, autant il est avéré qu'il existe chez ces êtres des différences évidentes qui les séparent en d'autres divisions, comme règnes, genres et espèces. Tous les êtres vivants ont des organes, tous proviennent d'un germe, tous ont une origine ou naissance, une jeunesse, un âge mûr ou de la force, un âge de décrépitude, tous subissent la mort; toutes ces propriétés permettent de faire de ces êtres vivants une grande division des êtres organisés en opposition de ce qu'on appelle corps inorganiques.

Mais quand on étudie cette grande classe des êtres vivants, on y trouve, sous un grand nombre de rapports, des différences capitales qui permettent d'en faire deux subdivisions : *règne végétal* et *règne animal.*

Nous croyons superflu d'énumérer ici les différents caractères qui font établir dans le règne animal d'autres subdivisions, comme *genre*, *espèce ;* nous pensons qu'il suffit de rappeler que sous le rapport de la psychologie, de l'anatomie, de la physiologie et de la pathologie il existe des différences tranchées entre les diverses espèces animales et à plus forte raison entre ces dernières et l'espèce *homme.*

Ainsi, pour rester dans le domaine de la pathologie qui nous occupe ici, nous rappellerons qu'une maladie, incontestablement contagieuse ou inoculable, qui est propre à l'homme, en un mot la syphilis, ne peut être inoculée aux animaux. Ce qu'il y a de singulier dans la question, c'est que les maladies inoculables et propres aux animaux, comme la rage, la morve, la pustule maligne et même le vaccin, se laissent inoculer à l'homme, mais nous ne savons pas qu'on ait jamais inoculé l'un ou l'autre de ces états morbides aux reptiles, aux poissons ou aux mollusques, de manière que les maladies incontestablement contagieuses paraissent pouvoir se communiquer des espèces inférieures aux supérieures, et non *vice versa.*

Or, quoi qu'il en soit de cette dernière idée, puisqu'il est vrai que, psychologiquement, physiologiquement, anatomiquement et surtout pour notre besoin pathologiquement, il y a des différences tranchées entre les animaux et l'espèce humaine, il n'est pas permis d'invoquer, à l'appui de nos opinions, la manière dont se comportent les maladies chez les premiers, quand nous nous occupons de la pathologie de l'homme.

Parce que les maladies réellement contagieuses, comme la rage, la morve, la pustule maligne et même le vaccin, se développent spontanément chez certaines espèces animales, il n'est pas permis de généraliser ce fait et de dire, en traitant de la pathologie humaine, que ces maladies ont leur spontanéité. Et un médecin qui, s'occupant de cette dernière science, affirme que la rage, la morve, la pustule maligne et le vaccin se développent spontanément, parce que ces états morbides ont une spontanéité chez certains animaux, se rend coupable de la même inconséquence et du même vice de raisonnement que celui qui soutiendrait, toujours à propos de la pathologie humaine, que la syphilis n'est pas contagieuse, ne pouvant être inoculée aux animaux, ou bien encore que celui qui affirmerait, dans une discussion de quelques questions touchant l'art vétérinaire, que la rage, la morve ou la pustule maligne n'ont pas de spontanéité, parce que ces maladies ne se développent pas spontanément chez un grand nombre d'animaux, ou qu'elles ne sont pas contagieuses, parce que peut-être elles ne se laissent inoculer ni aux reptiles, ni aux mollusques, ni aux poissons.

Quant à la scarlatine et à la rougeole, qu'on invoque aussi comme preuves de la spontanéité des maladies contagieuses, nous répéterons toujours que, dans une discussion sérieuse, avant de citer ces maladies comme contagieuses, il faudrait démontrer d'une manière péremptoire qu'elles sont réellement contagieuses.

Nous savons bien que ceux qui n'examinent que la surface des faits nous diront encore : Et la variole, celle-ci au moins est incontestablement inoculable et spontanée chez l'homme. Cela est vrai ; seulement, dans ce cas comme toujours, il faudrait examiner la question plus à fond et ne pas oublier ce que nous avons déjà dit brièvement à ce sujet dans notre travail : *De la contagion dans les maladies*, p. 6, et ce que nous allons développer plus longuement ici.

On connaît la règle générale résultant de l'observation des phénomènes de ce monde, savoir : *que la nature ne procède pas par bonds, natura non facit saltus.* Cette loi, en effet, s'observe dans tout ce qui s'accomplit dans ce monde. Restant dans le domaine de la pathologie, nous rappellerons qu'il existe des maladies contagieuses et des maladies épidémiques. Or la variole est destinée à remplir le vide qui sépare les deux genres de maladies précitées, et par cela même, soit dit en passant, ce fait vient confirmer nos doctrines touchant la non-contagion des épidémies ; aussi la variole, servant de trait d'union entre les maladies contagieuses et épidémiques, est-elle la seule maladie qui, chez l'homme, est inoculable et en même temps épidémique ou spontanée, c'est encore pour cette raison qu'elle se présente avec les caractères de ces deux catégories de maladies. Ainsi, comme épidémie, elle est spontanée, elle commence, augmente en intensité, acquiert un summum, diminue et disparaît ; abandonnée à elle-même, elle peut guérir sans aucun moyen particulier, comme tout cela se passe dans les épidémies. D'un autre côté, elle tient aux maladies contagieuses par l'existence d'un virus, par son inoculabilité, par l'incubation lorsqu'elle est inoculée ; mais, abandonnée à elle-même, elle n'est pas fatalement mortelle comme les maladies incontestablement contagieuses. On comprend maintenant que la variole, qui *seule*, par exception entre toutes les maladies, possède des propriétés communes aux épidémies et aux maladies inoculables, pour servir de passage entre ces deux classes de maladies, ne doit pas être invoquée comme preuve de la spontanéité des maladies réellement contagieuses chez l'homme.

Ce qui précède fait comprendre, d'un côté, le défaut de raisonnement des partisans de la spontanéité des maladies contagieuses ; et d'un autre côté, l'absence de pénétration d'esprit de leurs adversaires qui n'ont pas aperçu, chez les premiers, l'illogisme et le manque de clarté dans la manière d'envisager la question ; et cependant, c'est dans ces erreurs que gît uniquement la raison pour laquelle le problème n'a pu être résolu.

De cet exposé de la discussion académique, concernant la spontanéité des maladies contagieuses, résulte encore cette conséquence par laquelle nous avons commencé, c'est-à-dire que, lorsque dans nos recherches des sciences naturelles nous apercevons une contradiction ou une inconséquence apparente, il faut d'abord rentrer en nous-même et nous en trouverons la cause ou dans notre ignorance du sujet, ou bien dans le vice de nos raisonnements, car, comme nous l'avons déjà dit, les phénomènes qui s'accomplissent dans la nature ne peuvent être nécessairement que la réalisation de la logique.

On verra dans la suite de ce travail des arguments par lesquels nous cherchons à démontrer que : en envisageant la question sous un point de vue général, la spontanéité morbide n'existe pas et qu'elle ne peut exister, c'est-à-dire qu'un organisme vivant est hors d'état de produire une maladie quelconque par les forces qui lui sont intrinsèques ; or si ces arguments sont vrais dans les maladies en général, à plus forte raison sont-ils fondés lorsqu'il s'agit des maladies incontestablement contagieuses ou inoculables, lesquelles du reste, comme on le sait déjà, ne se développent jamais chez l'homme spontanément, c'est-à-dire sans une véritable inoculation. Si l'on voulait objecter que la syphilis a dû paraître pour la première fois sans inoculation , nous répondrions qu'il est certain que nous ignorons complétement les conditions sous lesquelles la syphilis est née la première fois, nous ne savons même pas avec certitude quel peuple lui a servi de berceau; mais il n'est pas moins incontestable que depuis que cette maladie est observée par les médecins, elle ne s'est jamais développée spontanément, c'est-à-dire sans une véritable contamination. La syphilis n'est pas le seul fait que nous voyons dans ces conditions, nous en observons bien d'autres qui sont dans le même cas; ainsi nous pouvons affirmer avec certitude que le premier homme n'a pas été créé par un acte, comme cela arrive à présent, mais il est aussi certain que, depuis que les hommes existent sur la terre, ils ne peuvent naître que sous l'influence de la copulation.

Il est vrai que des maladies inoculables, comme la rage, la morve, la pustule maligne et même le vaccin, se développent spontanément ou sans inoculation et que par conséquent elles ressortent de l'organisme lui-même; mais il ne faut jamais perdre de vue cette circonstance capitale, que cela n'arrive que chez les *animaux*. Et si l'on ne peut contester ce que nous disons plus loin, relativement à l'impossibilité dans laquelle se trouvent les forces qui agissent dans un être vivant, de produire par elles-mêmes un état morbide quelconque, il faut en conclure nécessairement, que ces maladies aussi, toujours identiques, toujours si bien caractérisées, ne peuvent se produire, même chez les animaux, sans des causes pour nous jusqu'à présent inconnues, mais qui n'en doivent pas être moins réelles et moins déterminées.

Mais nous voulons répéter encore : parce que ces maladies se manifestent sans inoculation chez certaines espèces animales, on ne doit pas les invoquer comme preuves de la spontanéité des maladies réellement contagieuses en s'occupant de la pathologie humaine, car raisonner ainsi c'est commettre la même inconséquence que d'affirmer, en traitant de la science vétérinaire, que ces mêmes maladies ne sont pas susceptibles de spontanéité parce qu'elles ne se montrent jamais spontanément chez l'homme ainsi que chez un grand nombre d'espèces animales.

La philosophie de la science ne permet pas de généraliser l'application des conséquences tirées des faits, qui se passent dans un cercle restreint, à des faits s'accomplissant dans une sphère d'action beaucoup plus étendue. Ainsi il n'est pas permis de soutenir que tous les astres ont leur lumière et leur calorique propres, parce que le soleil et les étoiles fixes n'empruntent ces propriétés à aucun autre corps céleste, ou bien que toutes les étoiles reçoivent leur lumière du soleil parce que cela arrive pour les planètes dans notre système solaire. De la même manière, traitant des maladies réellement contagieuses ou inoculables chez les hommes, ne doit-on pas affirmer que ces maladies sont spontanées par la raison que la rage, la morve et la pustule maligne se développent spontanément chez certaines *espèces animales*. Nous vivons dans un siècle où les sciences médicales, tout en restant sous bien des rapports incertaines et conjecturales, ont fait cependant assez de progrès positifs, pour qu'on en puisse parler avec clarté et précision et pour qu'on n'introduise pas sciemment dans les questions claires et nettes de la confusion.

Nul doute que ce ne soit un sujet digne d'étude et de méditation, que les maladies, qui sont incontestablement contagieuses, ne se développent jamais spontanément et sans avoir été inoculées chez l'homme, tandis que chez certaines espèces animales elles sont susceptibles de spontanéité. Cette manière dont se manifestent ces maladies doit avoir une raison bien précise, puisque les hommes n'en sont pas complétement exempts, ils y sont au contraire sujets, seulement au moyen de l'inoculation.

Nous reconnaissons volontiers que cette question ne peut être actuellement résolue : cependant elle nous suggère quelques considérations qu'il n'est pas inutile d'exposer.

Les maladies réellement contagieuses ne peuvent se développer même chez les animaux spontanément dans la stricte signification de ce mot, il est sûr et certain qu'elles doivent prendre naissance chez les espèces animales sous l'influence de causes, il est vrai, à nous inconnues mais indéniables. Ces causes ne doivent pas dépendre des changements passagers dans les éléments généraux qui nous touchent et nous entourent aussi, comme l'air, la lumière et le calorique du soleil, l'électricité, les exhalaisons de la terre, etc.; car, ne pouvant pas nous y soustraire et étant susceptibles de contracter ces maladies par l'inoculation, il n'est pas déraisonnable d'admettre que ces causes pourraient aussi les déterminer chez les hommes; et si toutefois les causes des maladies inoculables, mais spontanées chez les animaux, se trouvaient dans les causes générales ci-dessus précitées, notre résistance à leur influence ne pourrait tenir alors qu'à la différence de notre organisation *intime* avec celle de ces animaux. Mais quand nous considérons que ces mêmes maladies, par exemple la pustule maligne, ne se présentent pas chez la même espèce animale vivant dans un pays voisin de la contrée envahie, que cette dernière maladie est endémique dans certaines localités, qu'elle y règne seulement pendant certaine époque de l'année, on est disposé à croire qu'elle naît sous l'influence d'une cause locale tenant à la contrée elle-même et probablement à un principe pernicieux se trouvant dans la nourriture, que ce principe soit puisé dans le sol ou qu'il se dépose accidentellement sur les plantes.

Nous espérons qu'on ne viendra pas nous objecter que dans notre publication : *De la contagion dans les maladies,* nous avons admis l'existence des maladies spontanées; car il est évident que, dans ce dernier travail, nous entendons par *maladies spontanées* celles qui se développent sous l'influence de causes communes, banales, le plus souvent inconnues, à l'opposé de celles qui ne se développent jamais chez l'homme que provoquées par des causes spéciales bien déterminées, bien connues et toujours les mêmes; nous les appelons *maladies contagieuses* ou *inoculables*.

A cette occasion, nous voulons encore relever en passant une circonstance qui prouve la différence qui existe entre les maladies contagieuses et épidémiques, c'est que pas une seule des maladies incontestablement contagieuses n'a cessé d'exister, aucune n'a perdu sa contagiosité depuis qu'elles ont apparu; parce qu'elles ont un principe ou germe communicable et réel; tandis que les maladies épidémiques ou spontanées dépourvues d'un principe transmissible et par conséquent naissant sous l'influence de causes générales, disparaissent pour un certain temps ou même pour toujours avec la disparition momentanée ou complète et sans retour de leurs causes, comme nous l'apprend l'histoire de la médecine; elle nous montre aussi que des maladies qui n'avaient jamais existé ont apparu à certaines époques parce que des causes nouvelles ont surgi autour de nous et ont agi différemment sur notre organisme : *Tempora mutantur et nos mutamur in illis.*

DE LA FORCE CRÉATRICE ET PRÉEXISTANTE A LA MATIÈRE

Rigoureusement parlant, non-seulement toutes les maladies, mais tout ce qui, dans l'univers, a une réalité a été ou est spontané, c'est-à-dire ressort ou émerge des simples forces matérielles ; car il est évident que la spontanéité doit exister dans la nature. Quelle que soit la limite à laquelle s'arrête l'esprit humain sur l'origine du monde et sur la succession des phénomènes qui s'y évoluent, qu'il s'arrête aux forces de la matière et en admette l'existence éternelle, ou bien qu'il s'élève d'un échelon et qu'il croie à une force créatrice et préexistante à la matière, toujours est-il que, force matérielle ou force immatérielle doit agir en définitive nécessairement en vertu de sa propre spontanéité. Autrement l'intellect humain se demanderait toujours : Quelle est donc la puissance, se trouvant sur un échelon plus élevé encore, qui détermine la force matérielle ou immatérielle d'agir dans tel sens et non dans tel autre?

Maintenant il se présente une question très-grave, qui doit être résolue ici, à l'aide des éléments positifs que toutes les sciences ont accumulés pendant les siècles passés, savoir : si l'on a des raisons puissantes et déterminantes de croire à l'existence d'une force créatrice et préexistante à la matière, et si nous avons des points d'appui solides, consistant dans des faits irrécusables ou au moins dans des analogies, qui pourraient nous autoriser à admettre et à soutenir une hypothèse semblable. Malheureusement, nous l'avouons, nous sommes conduits à affirmer, d'après tout ce que les sciences naturelles nous enseignent, qu'il n'existe aucune autre base et aucun autre motif qui puissent nous amener à une pareille supposition, que notre *ignorance absolue* sur l'origine de l'univers et sur la manière dont les grands phénomènes de la nature se sont accomplis ou s'accomplissent encore et qui évidemment ne sont que les évolutions de la matière.

Dans cette position de la question, il est évident que l'existence d'une force créatrice, et par conséquent préexistante à la matière, n'étant pas démontrée, ne peut être qu'une simple *hypothèse*.

Nous admettons bien que, dans l'impossibilité de pénétrer le secret de la manière dont s'accomplissent certains phénomènes, on émette des hypothèses pour leur explication. Nous admettons encore qu'une hypothèse, si elle rend un compte exact ou au moins très-satisfaisant de l'accomplissement de ces faits, puisse être considérée comme une vérité ; mais pour cela il faut qu'elle soit raisonnable, c'est-à-dire qu'elle ait une existence positive au moins quelque part, par conséquent qu'elle ne soit pas un produit abstrait de l'imagination.

Lorsque anciennement, dans l'ignorance comment s'accomplissait tel ou tel phénomène dans notre système planétaire, on a admis le mouvement du soleil autour de la terre, cette hypothèse, appliquée à l'explication des mouvements des planètes et de la production des saisons, des nuits et des jours, etc., était une erreur ; mais, en elle-même, elle était raisonnable et possible parce que le mouvement d'un corps autour d'un autre existe dans la nature. Quand, pour expliquer la propagation du calorique ou de la lumière, les physiciens ont émis l'hypothèse de la vibration dans un éther très-fin, cette hypothèse en elle-même est encore raisonnable et possible, parce que cette vibration existe dans l'air et propage le son, et du reste elle rend un compte assez satisfaisant du phénomène lui-même. Lorsque anciennement, ne sachant pas pourquoi les liquides montaient dans un tube où l'on faisait le vide, on a admis l'horreur de la nature pour le vide, on a émis une hypothèse qui n'était pas une abstraction imaginaire, par conséquent elle était raisonnable, puisque l'horreur de quelque chose existe réellement chez l'homme ; mais attribuée à la nature elle était impossible et illogique par la raison que la nature manque de sentiment et ne peut avoir ni horreur ni sympathie pour aucun phénomène de ce monde, comme nous l'avons déjà dit dans une autre de nos publications.

Lorsque, dans l'impossibilité de savoir comment des atomes d'un virus inoculés localement à un être vivant, pénètrent tout l'organisme et produisent une maladie générale, on a admis la *fermentation* pour expliquer ce phénomène, on a fait une hypothèse raisonnable, parce que la fermentation existe dans la nature ; mais appliquée aux maladies contagieuses cette supposition est illogique et impossible, parce que la fermentation n'existe pas dans les êtres vivants.

Quand enfin les contagionistes, dans l'ignorance complète sur la manière dont se développent et se propagent les épidémies, imaginent la contagion à distance ou par infection pour expliquer ce développement et cette propagation , ils émettent une hypothèse irrationnelle et impossible , parce qu'une semblable contagion n'a été démontrée dans aucune épidémie ; elle ne peut même être admise par induction, puisqu'elle n'existe dans aucune autre maladie. Et puisque nous parlons encore de cette question, nous ajouterons que c'est surtout dans la petite vérole qu'on ne peut pas se défaire de l'idée de la contagion à distance; parce que cette maladie a un virus inoculable et qu'en même temps elle est capable de régner épidémiquement. Or nous défions toutes les facultés et toutes les académies de médecine, nous défions tous les médecins *in gremio* et séparément d'indiquer un seul ouvrage où la contagion par infection ou miasmatique, autrement dit, où la contagion à distance dans la variole soit démontrée d'une manière irrécusable.

Il est vrai que la contagion existe réellement, mais c'est une contagion qui a un virus réel et inoculable, comme dans la syphilis, la rage, la morve et la pustule maligne, seulement elle n'agit jamais à distance; il est vrai encore que l'action d'un corps à distance existe réellement aussi, par exemple : pour la chaleur, la lumière, le son, et l'attraction ; mais la réunion de ces deux faits, vrais pris séparément, provenant de sources tout à fait différentes, pour en faire une hypothèse explicative de la propagation des épidémies, est une superfétation ou une création hybride des imaginations médicales inconséquentes. Car c'est un composé de deux faits en eux-mêmes réels, mais dont l'un s'accomplit dans les êtres organisés et l'autre se passe dans le monde physique et dont l'ensemble, c'est-à-dire *contagion à distance*, n'a été démontré nulle part. C'est une création, disons-nous, hybride, exactement comme sont certaines productions poétiques et artistiques, par exemple : centaure, moitié homme, moitié cheval ; sirène, moitié femme, moitié poisson ; des monstres à plusieurs têtes, et toutes les chimères égyptiennes et chinoises dont les détails se trouvent en réalité séparément, mais dont l'ensemble n'a jamais existé et n'existe nulle part dans ce monde.

On comprend donc, par les exemples rapportés plus haut, qu'une hypothèse, pour qu'elle soit rationnelle, possible et à plus forte raison probable, doit non-seulement exister réellement quelque part, mais encore elle doit être prise autant que possible dans un ordre de choses semblables et nullement dans des ordres de faits tout à fait différents. Ainsi, il ne faut pas, même hypothétiquement, attribuer à la nature des sentiments propres à l'homme, il ne faut pas expliquer certains actes s'accomplissant dans un être vivant par la fermentation, parce que ce dernier phénomène se produit dans les corps privés de la vie. Nous dirons encore qu'une hypothèse, pour qu'elle soit rationnelle, possible et probable, ne doit pas être surtout une pure abstraction, une pure invention de l'imagination, comme est la contagion à distance ou par infection ; mais cette hypothèse doit avoir, disons-nous, une existence irrécusable quelque part.

Revenant à la question de l'existence d'une force créatrice et préexistante à la matière, nous demandons encore une fois sur quoi on base cette hypothèse? Certes, nous n'exigeons pas des démonstrations directes de sa réalité; mais nous demandons qu'on nous montre au moins l'analogue, c'est-à-dire un *phénomène extramatériel*, pour que nous puissions admettre la possibilité d'une hypothèse semblable, par induction. Car l'étude et des méditations profondes sur les phénomènes de ce monde contraignent d'affirmer qu'il n'existe ni force, ni fait, ni phénomène, bref, ni cause ni effet, qui ne soit si intimement uni à la matière, que cette dernière déplacée, ou, s'il était possible, détruite, cause et effet n'existeraient pas. Par conséquent, puisqu'il n'existe absolument rien dans la nature en dehors de la matière, la force créatrice extramatérielle n'est qu'une abstraction et une pure hypothèse inventée par l'imagination.

Nous avons bien entendu objecter : *l'espace* et le *temps*, est-ce quelque chose de matériel ? A cela nous répondons : l'espace et le temps ne sont pas matériels, ce ne sont que des abstractions ; aussi l'espace et le temps n'existeraient pas, autrement dit : l'intelligence humaine ne pourrait même pas les concevoir, s'il n'y avait pas d'un côté Paris et Rome, l'Europe et l'Amérique, la terre et le soleil, le soleil et les autres corps célestes ; et d'un autre côté, s'il n'y avait pas le lever et le coucher du soleil, ou la nuit et le jour, les phases de la lune, les saisons de l'année, et si Alexandre le Grand, Charlemagne, Napoléon, etc., bref si des manifestations et des faits matériels n'existaient pas ou n'avaient pas existé. Or, ce sont ces manifestations et ces faits matériels dont les uns par leur éloignement, et les autres par leur succession, nous font concevoir les deux abstractions *l'espace* et le *temps*. De manière qu'en admettant l'absence de la matière, et par conséquent l'absence des causes et effets matériels, il n'y aurait absolument rien, c'est-à-dire le *néant*, inconcevable peut-être pour notre intelligence bornée.

Peut-être pourrait-il se trouver quelque lecteur qui, après avoir lu attentivement nos publications antérieures et ne pouvant combattre les arguments exposés, se croirait en droit de nous faire l'observation suivante : En admettant que vos raisonnements soient inébranlables et que les conséquences que vous en tirez soient des vérités, ne pensez-vous pas que ce que vous démontrez soit précisément une de ces vérités sur lesquelles, vous l'avez dit ailleurs, il faudrait laisser un voile prudent ? Cette objection ne manque pas de justesse, aussi mérite-t-elle une explication.

Cette pensée se trouve en effet dans un de nos ouvrages (1), mais quand on veut faire un travail sérieux concernant les sciences naturelles, on est obligé de scruter les faits les plus intimes, de sonder les abîmes les plus profonds de la nature, pour ne pas laisser en arrière même une apparence d'écueil contre lequel les adversaires seraient tentés de briser la doctrine. D'ailleurs tous les arguments qui précèdent, ne sont pas de simples produits de notre imagination, ils sont tirés du grand-livre de la nature, et tout le monde peut les y trouver, s'il sait y lire avec réflexion et surtout avec résignation.

(1) *Examen critique des diverses opinions sur la contagion du choléra*, 1866, p. 130.

Nous pensons qu'il n'y a pas d'homme qui ne serait pas heureux d'apprendre, par une démonstration irréfragable, que le contraire de ces doctrines est vrai ; mais nous répétons, que nous ne pouvons nous appuyer ni sur l'expérience directe, ni sur l'observation des phénomènes de la nature, ni même sur une analogie pour admettre l'existence d'une force créatrice *extramatérielle* et par conséquent préexistante à la matière.

Nous sommes donc forcément amené à reconnaître que : L'ÉTERNITÉ QUANT A LA DURÉE, L'INFINI QUANT A L'ÉTENDUE, LA SPONTANÉITÉ QUANT A L'ACTION ET LES FORCES CRÉATRICES QUANT A L'ORIGINE DES ÊTRES, EXISTENT DANS LA MATIÈRE UNIE A SES PROPRIÉTÉS PRIMORDIALES, QUE LA SCIENCE APPELLE FORCES PHYSICO-CHIMIQUES.

Les objections, que nous entendons faire quelquefois, nous engagent d'ajouter encore quelques réflexions. Souvent on nous fait cette observation : Vous exigez des preuves positives de l'existence d'une force créatrice et préexistante à la matière ; mais prouvez-nous donc de votre côté que cette force n'existe pas. D'autres savants, moins inconséquents dans leur exigence, nous disent : Vous parlez de l'éternité, de la spontanéité et des forces primordiales de la matière, oubliant, qu'au fond, vous ne connaissez la nature ni de la matière, ni de ses forces. Ces objections sont en apparence plausibles, mais lorsqu'on les analyse bien on voit qu'elles ne sont pas fondées et qu'elles ne devraient pas être produites dans une discussion sérieuse.

Dans la vie matérielle nous ne jouissons pas et ne pouvons jouir d'une liberté complète. Ainsi, admettons un homme, civilisé ou sauvage, vivant dans l'isolement; si sa liberté n'est pas bornée par celle de ses semblables, elle l'est par les éléments matériels qui l'entourent ; jamais un homme, le voulût-il, ne pourrait s'élever en l'air comme un oiseau, se nourrir de corps inorganiques et respirer l'acide carbonique comme une plante ou bien vivre sans nourriture comme un animal hivernant. Aussi ne ferait-il jamais des essais pareils, connaissant les conséquences funestes qui en résulteraient pour lui. Et lorsque l'homme entre dans une société, sa liberté est encore plus limitée par celle de ses coassociés. Voilà des entraves à notre liberté, existant dans la vie matérielle et que nous appellerons des entraves physiques.

Mais ce serait une grande erreur de croire que nous sommes plus libres, intellectuellement ou moralement parlant. L'intelligence ou le moral de l'homme a aussi des limites, qu'il doit strictement observer; ces limites, que nous nommerons morales, sont les règles de la logique. Parce que leur violation n'entraîne pas les conséquences funestes et immédiates, qui suivraient la transgression des entraves physiques, parce que nous ne mourons pas et qu'on ne nous met pas à la question, lorsque nous blessons les principes de la logique, ceux-ci n'en sont pas moins sacrés et moins inattaquables.

Quand nous demandons qu'on nous donne des preuves décisives de l'existence d'une force créatrice et préexistante à la matière, et quand, au lieu de le faire, on nous répond : Mais prouvez donc de votre côté que cette force n'existe pas, on ne périra pas pour cela, comme celui qui, d'une des tours de Notre-Dame, se lancerait dans l'espace, on ne sera même pas emprisonné pour ce raisonnement, mais on n'en viole pas moins une des lois les plus importantes de la logique, lesquelles cependant, disons-nous encore une fois, devraient être respectées aussi rigoureusement que les lois physiques. Cette loi ou principe de la logique dit que : celui qui avance un fait affirmatif ou positif, doit en faire la démonstration et non celui qui soutient un fait négatif. Autrement on ne résoudrait aucune question, car toutes les discussions s'arrêteraient à se demander réciproquement : Prouvez que ce que vous affirmez est vrai ; et puis : Prouvez que ce que j'avance n'est pas vrai.

Puisqu'on avance un fait affirmatif, c'est-à-dire l'existence d'une force créatrice et préexistante à la matière, il faut bien qu'on ait des raisons et des motifs sérieux pour cela, par conséquent on doit les produire et persuader les autres. Quant à la démonstration du contraire, pourquoi veut-on que nous nous occupions seulement de donner des preuves de la négation d'un fait, dont on est dans l'impossibilité de démontrer l'existence, et qui n'est qu'une production abstraite de l'imagination ?

Si nous insistons autant sur cette question, ce n'est pas pour répéter ce que nous avons déjà dit brièvement sur ce sujet dans une autre de nos publications ; mais parce que la règle : qu'on doit faire la preuve des faits *positifs* et non des faits *négatifs*, est un principe de la logique, auquel on ne doit jamais contrevenir dans une discussion, et dont cependant, malgré son incontestabilité, s'écartent quelquefois même des hommes sérieux ; ensuite, parce qu'au fond des développements qui précèdent, se trouvent des arguments qui ne sont pas les moins solides, en faveur des vérités que nous soutenons.

A propos de l'objection faite, qu'on parle de l'éternité, de la spontanéité et de la nécessité ou de la fatalité des forces matérielles, sans connaître absolument rien sur la nature de ces forces et de la matière, nous rapporterons ici les opinions de M. Huxley émises sur ce sujet dans une des conférences scientifiques d'Édimbourg (1) : « Et quelle est la terrible nécessité et la loi » *de fer*, sous laquelle gémissent les hommes ? En vé» rité, voilà des fantômes inventés gratuitement. Je » suppose que s'il y a une loi de fer c'est celle de la » gravitation ; et s'il existe une nécessité physique,

(1) *Revue des cours scientifiques*, v. VI, p. 521.

» c'est qu'une pierre abandonnée à elle-même tombe
» par terre. Mais que savons-nous réellement et que
» pouvons-nous savoir sur ce dernier phénomène? Simplement ceci, que, d'après l'expérience humaine tout
» entière, les pierres placées dans de pareilles conditions sont toujours tombées par terre; que nous
» n'avons pas le plus léger motif pour supposer qu'il
» n'en sera pas ainsi dans tous les cas pareils, et que
» nous avons au contraire toute raison de croire qu'il
» en sera de même. Cela posé, nous trouvons commode
» d'indiquer que toutes les conditions pour avoir cette
» croyance sont satisfaites, en appelant ce fait une loi
» naturelle. Mais lorsque, comme cela nous arrive souvent, nous changeons *tombera* en *devra tomber*,
» nous introduisons une idée de nécessité qui n'est
» nullement dans les faits observés et dont je ne vois
» nulle part de justification! »

Et plus loin nous lisons : « Mais, s'il est certain que
» nous ne pouvons connaître la nature ni de la matière
» ni de l'esprit, et que la notion de nécessité a été illégitimement jetée dans la conception parfaitement
» légitime de la loi, l'affirmation matérialiste qu'il n'y
» a dans le monde que matière, force et nécessité, est
» aussi peu justifiable que les plus hasardés dogmes
» théologiques. »

Nous commençons par répondre à la première question du savant professeur de Londres, qu'une des *lois de fer* sous laquelle gémissent les hommes est celle de la nécessité d'une parturition douloureuse et l'autre est la fatalité de la mort. Et puis nous demandons à présent quelles sont les choses de ce monde dont nous connaissons l'essence ? La réponse est facile, car il est évident que nous ne connaissons la nature intime d'aucune existence réelle de ce monde. Mais notre ignorance absolue sur ces questions n'empêche pas de démontrer l'existence de la matière, des forces et de la nécessité dans l'univers.

Nous croyons inutile d'entrer dans de longues discussions pour établir cette démonstration ; seulement si le savant membre du collége royal de Londres n'en était pas convaincu, nous voudrions l'enfermer, entouré de l'esprit et des dogmes théologiques, entre quatre murs dans un espace étroit et sans nourriture. Nous croyons que la résistance des murs, le besoin des aliments, de l'air respirable et du mouvement lui feraient reconnaître, d'un côté, l'existence de la matière, des forces et de la nécessité dans la nature, et d'un autre côté, il reconnaîtrait dans cette position l'inanité de l'esprit et des dogmes théologiques, ainsi que le non-sens du rapprochement du premier avec la matière, des seconds avec les affirmations matérialistes.

Lorsque M. Huxley dit enfin, que suivant la loi *de fer* de la gravitation ou de l'attraction qui a dirigé jusqu'à présent le mouvement, nous pouvons affirmer qu'une pierre abandonnée à elle-même *tombera* par terre; mais que *devra tomber* est une idée dont il ne trouve nulle part la justification ; cela signifie qu'une pierre, qui dans ladite condition est toujours tombée par terre, pourrait bien un jour ne plus tomber du tout, et par conséquent que les hommes qui, jusqu'à présent, meurent toujours successivement, pourraient bien un jour ne pas mourir du tout. Ceci nous paraît être un scepticisme exagéré, pour ne pas dire déraisonnable, par lequel le savant professeur d'outre-Manche voudrait ébranler le positivisme ou le nécessairiarisme, pour nous servir de son expression, des lois de la nature. Il est sûr et certain que M. Huxley est hors d'état de prouver la possibilité de faits semblables ; mais comme, enfreignant le principe de la logique dont nous venons de parler plus haut, il pourrait demander qu'on lui démontre que ces faits ne sont pas possibles, nous n'entrerons pas dans une longue appréciation de ce qu'il avance ; nous dirons seulement que son scepticisme n'est qu'un produit abstrait de son imagination et n'ébranle absolument rien. A cette occasion nous ajouterons une seule réflexion. Les corps célestes se meuvent dans des courbes qui sont représentées par la section d'un cône, comme sont : le cercle, l'ellipse et la parabole ; on observe des comètes qui, dans leur progression, décrivent une ellipse tellement allongée, que son grand diamètre est regardé comme infini ; aussi les astronomes n'en tiennent-ils pas compte, et considèrent l'astre comme décrivant une parabole, autrement dit comme ne devant jamais revenir sur notre horizon. Or, quand nous regardons derrière nous l'infinité des siècles pendant lesquels existe la stabilité de l'univers, c'est-à-dire le nécessairiarisme ou les lois *de fer* de la nature, nous pouvons être persuadés que le bouleversement des lois *de fer*, en vertu duquel les pierres abandonnées à elles-mêmes ne tomberont pas par terre et les hommes vivront éternellement, arrivera dans un nombre de siècles tellement considérable, que nous pouvons passer outre et penser que ce moment n'arrivera jamais.

DES FORCES VITALES

Maintenant, arrivant au problème des *forces vitales* qui est la conséquence de la question précédente, nous devons dire : Parce qu'il nous est difficile de concevoir l'éternité ou la spontanéité comme attributs de la matière, parce que nous nous trouvons dans l'impossibilité de suivre et de comprendre toujours les élaborations et les évolutions qui s'effectuent plus ou moins lentement dans la matière organisée, comme nous le sommes également sous ce rapport très-souvent à l'égard de la matière inorganique ou inerte, parce que nous ne pouvons pas produire dans nos laboratoires tel ou tel fait qui s'accomplit dans les êtres vivants, cela ne nous autorise aucunement à émettre des hypothèses inadmissibles et à imaginer des forces surnaturelles et extra-matérielles, ou bien des forces vitales indépendantes des

3

forces physiques, puisque les forces physico-chimiques suffisent pour rendre compte de la manière dont se produisent les manifestations appelées vitales, comme les progrès des sciences le démontrent de mieux en mieux tous les jours.

Ce que nous venons de dire se fera mieux comprendre par des exemples qui font voir que très-souvent nous ignorons comment se sont passés ou se passent encore divers phénomènes dans les corps inorganiques, où cependant les évolutions naturelles, de l'aveu de tout le monde, s'effectuent par les forces physico-chimiques, et pourtant nous nous trouvons le plus souvent dans l'impossibilité de les reproduire dans nos laboratoires.

Prenons pour exemple le diamant : cette pierre précieuse, comme bien d'autres, n'a jamais pu être formée dans nos creusets, et cependant personne ne cherche à expliquer sa formation par des forces créatrices immatérielles ou bien par des forces qui seraient autre chose que des forces physico-chimiques. Pourquoi cela? C'est que, tout en nous trouvant hors d'état de produire un diamant à l'aide des forces physiques et chimiques dont nous disposons, nous comprenons parfaitement bien que cette pierre a été produite par ces forces, en analysant à notre aise la simplicité de sa structure et en la comparant avec ce qui arrive sous nos yeux avec des corps *analogues*, c'est-à-dire en étudiant la cristallisation de certaines substances inorganiques et en rapprochant leurs formes de celle du diamant. Or, dans ce dernier cas, nous ne soutenons pas que cette pierre, disons-nous encore une fois, a été créée par quelque force extramatérielle; mais nous sommes convaincus qu'elle a été produite par des forces physico-chimiques et nous comprenons que nous sommes dans l'impossibilité de réunir *les conditions* dans lesquelles ces forces ont dû agir, dans les temps primitifs, pour transformer le carbone en diamant.

La nécessité de mettre les forces matérielles et la matière dans certaines conditions, pour produire un composé dans notre laboratoire, se fait comprendre par toutes les combinaisons chimiques que la science nous permet d'accomplir. Ainsi, pour combiner l'oxygène et l'hydrogène, dans le but de produire de l'eau, ou bien pour combiner l'oxygène et le soufre, pour obtenir de l'acide sulfurique, il ne suffit pas de mettre tout uniquement en contact deux de ces corps simples pour créer l'un ou l'autre de ces deux composés ; mais il faut les rapprocher et les mettre dans certaines conditions, pour former l'eau ou l'acide sulfurique.

Il est donc évident que, pour produire des corps même les moins compliqués, il faut mettre leurs éléments constitutifs dans des conditions nécessaires à leur formation ; conditions dont nous pouvons produire les unes, lorsque nous nous trouvons dans l'impossibilité de créer les autres, et qui ne se trouvent même plus dans la nature, ou plutôt sur notre planète, comme pour produire le diamant, l'ambre, les marbres et ce que nous cherchons dans les profondeurs de la terre; d'autres conditions enfin qui existent encore sur notre globe, mais que nous ne pouvons pas réunir, tout en les comprenant, pour former par exemple : la lave, etc.

Lorsqu'on médite les phénomènes de la nature on voit que, moins il entre de corps simples dans la formation d'un composé, moins il faut de forces physico-chimiques pour amener leur combinaison, et que, plus il entre d'éléments simples dans la composition d'un corps organique ou inorganique, plus nombreuses doivent être les forces qui concourent à sa formation, et plus compliquées sont les conditions aussi dans lesquelles doivent se trouver les mêmes forces pour produire cette combinaison organique ou inorganique. Ainsi, pour les produits organiques il faut l'enchevêtrement de l'attraction, de la chaleur, de l'électricité, du mouvement, etc., réunis dans certaines proportions, et mis dans des conditions particulières qui ne se trouvent que dans un être organisé ; mais la science n'a pu pénétrer jusqu'à présent le secret de la réunion de toutes ces conditions, c'est pourquoi elle n'a pas su jusqu'à présent les réunir en dehors de l'organisme vivant et former dans un laboratoire les produits organiques. Cependant, avec les progrès de la chimie, bien des combinaisons organiques ont été obtenues. Des essences, des corps gras, des acides végétaux et même la neurine ont été produits en dehors d'un laboratoire vivant, et personne n'est en état d'assigner les limites de ces découvertes. Aussi voyons-nous qu'à mesure que les sciences naturelles avancent, les vitalistes reculent et cèdent le terrain; d'abord ils ont dit : âme, arché, principe vital, sont vides de sens, maintenant ils proclament eux-mêmes que : forces vitales et matière ne font qu'un (M. Chauffard). Ce qui prouve qu'à présent les vitalistes sont au fond des *matérialistes.*

Ils disent bien aussi d'un autre côté : « Les pro-
» priétés vitales, dont la biologie s'occupe, ne sont
» point les filles des propriétés physico-chimiques, ces
» deux espèces de propriétés sont sœurs. Leur père
» nous est inconnu, mais nous pouvons constater du
» moins que, malgré la différence de leur physiogno-
» mie, dans l'importance respective des rôles qu'elles
» jouent dans ce monde, il est impossible d'attribuer
» aux unes la paternité des autres ».

Ces citations ne sont que des contradictions évidentes, car si les *forces vitales* et *la matière* ne font *qu'un*, c'est donc la matière qui est leur source, c'est donc la matière qui est leur père, ou, ce qui est la même chose, leur mère, et sous ce rapport en effet les forces vitales ne seraient que sœurs des forces physico-chimiques; mais telle n'est pas la corrélation de ces deux espèces de propriétés de la matière.

Quand on examine cette question plus à fond, l'on voit qu'il n'y a que les forces physico-chimiques qui sont propriétés ou *forces primordiales* de la matière, tandis que les forces appelées vitales sont leurs filles, si toutefois on voulait faire dans ce cas un rapprochement de parenté.

En effet, lorsqu'on examine de près la question, on aperçoit des différences capitales entre les forces vitales et les forces physico-chimiques :

1. Les forces vitales ne sont pas des propriétés primordiales et nécessaires de la matière, comme sont : l'attraction, le mouvement, la chaleur, l'électricité, etc.; aussi ne se trouvent-elles pas dans la matière inorganique : donc il n'est pas permis de soutenir que ces forces et la matière font *un*, comme nous sommes obligés de le faire pour les forces physico-chimiques, parce que, celles-ci annihilées, la matière serait annihilée aussi, ou ne serait pas ce qu'elle est ; les forces vitales au contraire n'ont qu'une existence éphémère, elles apparaissent seulement sous l'influence d'une condition de la matière, celle de son organisation, mais cette condition détruite, les forces vitales qui en sont la conséquence disparaissent également et la matière reste toujours *matière* avec ses forces primordiales.

2. Les forces primordiales ou physico-chimiques de la matière sont toujours les mêmes ; qu'on les étudie dans les corps organiques ou inorganiques, c'est toujours la même attraction, la même électricité, le même mouvement, etc., sauf la quantité ou l'accumulation de ces forces ; tandis que les propriétés vitales, résul-

tant de l'organisation, varient suivant la variabilité de la perfection et de la complication de cette organisation ; comme on le voit dans le règne végétal et dans le règne animal. Bien plus, chez le même individu, les propriétés vitales acquièrent ou perdent de leur perfection à mesure que son organisation devient plus ou moins parfaite. Nous ne pouvons même modifier les manifestations vitales qu'en plaçant l'être vivant dans des conditions différentes des forces physico-chimiques et de la matière, comme nous le faisons avec les plantes et même avec les animaux. Ce qui prouve encore que les propriétés vitales ne sont que les filles des forces primordiales de la matière, qui sont incapables de la perfectibilité qualitative.

3. Les forces physico-chimiques de la matière ont une existence intrinsèque, réelle et éternelle comme la matière dont elles sont inséparables, tandis que les propriétés vitales n'ont pas d'existence par elles-mêmes et réelle. Elles ne sont que des manifestations passagères de la matière ; et, pour apparaître, elles ont absolument besoin de l'intervention des forces primordiales. Aussi pouvons-nous agir directement sur les forces physico-chimiques, par exemple, en augmenter ou en diminuer la quantité ; mais nous ne pouvons exercer aucune influence *directe* et *quantitative* sur les propriétés vitales, parce que celles-ci n'ont pas d'existence indépendante, et qu'elles ne sont que les résultats des forces physico-chimiques. Par conséquent, quand nous

voulons modifier en quoi que ce soit les forces vitales, nous sommes obligés d'avoir recours à cet effet aux forces et moyens physico-chimiques.

Ces vérités incontestables, démontrant que les propriétés vitales ne sont que des manifestations dépendantes des forces physiques, une fois admises, on se retranchera derrière le grand phénomène qu'on appelle *la vie*. On objectera que la vie ne vient pas simplement et purement des forces matérielles ou primordiales, elle présuppose toujours la vie. Oui ! c'est une vérité qui ne peut être contestée ! La vie vient toujours de la vie ; mais pour exprimer exactement cet axiome on doit plutôt dire : La vie présuppose toujours ces conditions, dans lesquelles les forces physico-chimiques ou primordiales doivent se trouver et agir, pour amener la matière à cet état qu'on appelle *la vie*. En voici les preuves :

1. Le dérangement dans les conditions des forces physico-chimiques nécessaires à la vie, soit par accumulation, soit par soustraction, par exemple de l'attraction, du calorique, de l'électricité, etc., non-seulement détruit les forces vitales et l'organisme vivant, mais encore il empêche la naissance de la vie.

2. Ce ne sont pas les forces vitales (qui, dès l'apparition de l'organisation, devraient être parfaites, c'est-à-dire ce qu'elles seront pendant toute la vie, si elles avaient une existence intrinsèque) qui développent et perfectionnent l'organisme, mais ce sont les influences

matérielles qui développent et perfectionnent l'organisme, et par la suite les forces vitales. D'un autre côté, ce ne sont pas les forces vitales qui par leur dépérissement font dépérir l'organisme, mais c'est la destruction matérielle plus ou moins rapide des parties constitutives de l'organisme, qui amène la destruction graduelle de ce que nous appelons forces vitales, en un mot la destruction de la vie.

L'ORIGINE DE LA VIE

La question qui se présente à présent à l'esprit de tout le monde est celle-ci : Comment l'organisation ou la vie a-t elle pris naissance ? Nul doute que, n'ayant aucune nécessité réelle, et surtout aucune base raisonnable comme point d'appui pour supposer l'existence d'une force créatrice préexistante à la matière, et les forces vitales n'étant pas évidemment des attributs primordiaux de la matière, il en résulte nécessairement que les êtres organisés ne sont pas venus au monde, dans leur origine primitive, par la force d'une création dans la stricte signification de ce mot, mais qu'ils doivent leur apparition sur la terre aux forces primordiales de la matière. Si dans les temps plus récents, on ne trouve absolument aucune trace de productions semblables par les mêmes forces, cela tient à ce que ces forces ne se trouvent plus *sur la terre* dans les conditions nécessaires à la production des êtres organisés, comme elles ne se trouvent pas également dans les conditions nécessaires à la production de bien des corps inorganiques, nous l'avons déjà dit plus haut. Et notons bien qu'on trouve encore moins de trace de ces créations par une force prétendue créatrice et extra-matérielle ; ce qui cependant ne devrait pas arriver dans cette supposition, puisque cette dernière étant toute-puissante, n'aurait besoin d'aucune condition pour se manifester.

D'ailleurs on peut s'adresser encore une autre question grave relativement aux conditions dans lesquelles les forces matérielles ont dû se trouver pour créer la vie : est-ce bien certain que les êtres organisés terrestres ont pris leur origine sur la terre ? Oui, si celle-ci s'est formée peu à peu et indépendamment des autres corps célestes, dans la place qu'elle occupe actuellement avec tous ses éléments ; mais cela ne paraît pas probable. Beaucoup de circonstances militent en faveur d'une autre opinion ; savoir : que notre planète est un débris ou plutôt une émanation inévitable, par exemple : du soleil ou d'un autre astre, où elle aurait déjà acquis une certaine conformation ; alors il devient évident que c'est là qu'il faudrait chercher les conditions, pour nous inconnues, dans lesquelles les forces se trouvant sur la terre, unies peut-être à d'autres que nous ne connaissons pas, ont dû agir pour créer la vie. Celle-ci, dans ce cas, ne serait que la continuation d'une naissance extraterrestre. Cette hypothèse peut être appuyée sur des arguments plus plausibles, que celle qui admet la formation de la terre dans la place qu'elle occupe depuis un nombre de siècles incalculable. En effet, quand on réfléchit sur les lois d'après lesquelles la terre se meut autour du soleil, il est difficile de se défendre de la conviction qu'elle émane de ce dernier astre, et qu'elle en a reçu la première impulsion de son mouvement.

En outre de cette raison si grave, nous ajouterons que si les forces primordiales de la matière, qui nous sont connues, avaient produit les êtres, si compliqués dans leur organisation, du règne animal et du règne végétal, *sur la terre*, où elles auraient dû se trouver dans les conditions indispensables pour cette création, on ne comprend pas pourquoi, les mêmes forces, agissant il est vrai dans des conditions différentes, ne pourraient pas produire à présent des organismes au moins beaucoup plus simples. Alors nous aurions des faits qui nous permettraient de conclure par induction à la naissance *sur la terre* des premiers êtres vivants. Mais rien de pareil n'a été démontré définitivement, ni par l'observation de ce qui arrive actuellement sous nos yeux, ni par les expériences directes instituées dans le but de résoudre ce problème. Cette impossibilité, pour les forces primordiales de la matière, de créer sur *la terre* un être vivant même très-simple, engage l'esprit de l'homme à reléguer l'origine de la vie dans d'autres espaces où se trouvent d'autres conditions ou d'autres forces matérielles que celles de notre planète et qui sont capables de créer la vie.

Nous nous trouvons dans une position toute autre à l'égard des corps inorganiques, que nous rencontrons sur notre globe, et que les forces physico-chimiques sont incapables de produire maintenant à cause de l'absence des conditions nécessaires à ces productions ; car, comme ces mêmes forces, tout en se trouvant dans des conditions différentes, produisent encore actuellement des effets analogues, quoique bien plus simples, nous en concluons avec raison que les premiers corps ont dû être formés sur la terre aussi, ou au moins par les mêmes forces physico-chimiques que les effets actuels et nullement par des forces extramatérielles. Ainsi, de la cristallisation des différents sels par les forces physico-chimiques nous pouvons conclure à la cristallisation du diamant par les mêmes forces, seulement agissant dans des conditions particulières qui ne se trouvent plus sur notre planète.

D'autres faits, qui peuvent servir de preuves d'une provenance extraterrestre non-seulement de la vie, mais encore d'un grand nombre d'autres phénomènes accomplis évidemment par des forces de la matière, nous sont fournis par les sciences positives. La géologie et surtout la paléontologie, au moins autant que nos moyens d'investigation nous ont permis de pénétrer dans les profondeurs de la terre, nous font voir d'abord, pour ce qui concerne la matière inorganique, d'immenses changements dans l'état et dans les rapports des liquides et des solides; ces sciences nous font constater des cataclysmes, que ces cataclysmes aient été des révolutions produites au hasard ou bien des évolutions successives, par lesquelles la terre a dû passer d'après les lois immuables de la nature, pour arriver à la constitution actuelle. Ces sciences nous démontrent ensuite, par la superposition géologique et par les limites des faunes fossiles, que la terre renferme, dans son intérieur, un ordre de choses qui permet d'établir des terrains et dans ces terrains des étages distincts les uns des autres. Or, que, pour l'accomplissement de ces cataclysmes et pour ces stratifications méthodiques, on invoque le vulcanisme ou le plutonisme, ou bien les deux systèmes à la fois, toujours est-il évident que ces faits ont été accomplis par les forces physico-chimiques ou primordiales de la matière. L'action exclusive des forces matérielles dans ces cataclysmes est pour nous facile à comprendre, par la raison que, dans nos temps encore, de pareils phénomènes s'accomplissent, quoique relativement dans des proportions infiniment moindres. Mais lorsqu'on réfléchit bien sur certains résultats de ces révolutions et formations primitives, on est fortement disposé à admettre qu'elles se sont accomplies, au moins en partie, dans des régions pour nous tout à fait inconnues et qu'elles ont rendu déjà là notre planète habitable pour les êtres vivants. Ainsi, pour rester dans l'ordre des faits connus de tout le monde, nous citerons encore la cristallisation du diamant, nous parlerons de l'existence de l'or, ou de l'argent, ou du fer, ou du cuivre, ou du sel gemme, ou du charbon de terre, etc., dans telle contrée, et l'absence complète de l'un ou de l'autre de ces corps dans telle autre contrée, ou bien encore l'abondance presque inépuisable des uns et une distribution si parcimonieuse des autres de ces corps, et un grand nombre de circonstances pareilles incompréhensibles sont des indices que la cause de la diversité de ces faits doit être cherchée dans un corps céleste dont la terre est une émanation. Nous sommes d'autant plus autorisé à soutenir cette croyance, qu'à présent l'examen de la lumière des différents astres au spectroscope, a prouvé l'existence des mêmes substances terrestres dans ces corps célestes.

Si maintenant nous nous arrêtons à l'examen des êtres fossiles, nous voyons, dans ces restes, des organisations tellement gigantesques et bizarres qu'elles nous étonnent, et qu'elles le sont d'autant plus, que les terrains où ces fossiles se trouvent sont plus anciens. On observe aussi que certains de ces fossiles disparaissent complétement et qu'on ne les retrouve plus à mesure qu'on remonte les étages. On constate enfin que quelques-uns de ces êtres disparus ont, parmi les créatures nos contemporaines, des descendants analogues non à cause de leur grandeur mais à cause de la ressemblance des formes de leurs corps. Cette grande différence, dans le volume de ces animaux, paraît surtout tenir à la différence des milieux dans lesquels ils ont pris naissance, avec les milieux dans lesquels ils ont continué et continuent encore leur vie.

Or, dans tous ces restes fossiles que la nature semble avoir conservés en guise de problèmes pour nos méditations, on voit la perfection, c'est-à-dire on voit, autant que leur état, même dans les terrains primitifs, a permis de le constater, que les premières créatures avaient une organisation complète, elles étaient construites telles qu'elles devaient être toujours. On n'a jamais trouvé ni une ébauche d'organisation ni un indice d'un travail quelconque qui pourraient permettre d'affirmer qu'on a surpris les forces primordiales de la matière donnant naissance à un être organisé ou créant la vie sur la terre.

Toutes ces circonstances, rapprochées de la nécessité pour un être vivant de provenir d'un être vivant *sur la terre*, comme nous le voyons à présent, nous forcent d'admettre que la vie a pris son origine ailleurs que sur notre planète.

Résumons les développements qui précèdent :

a. Comme, d'après tout ce qui vient d'être dit, il est évident que nous n'avons ni aucune base raisonnable comme point d'appui, ni aucune nécessité de soutenir l'hypothèse de l'existence d'une force créatrice et préexistante à la matière, et comme nous observons que tout ce qui s'accomplit dans la nature se produit exclusivement sous l'influence des forces physico-chimiques de la matière ;

b. Comme pour cette raison nous sommes nécessairement amenés par la logique à reconnaître à la matière l'éternité, l'infini, la spontanéité, ainsi que les forces créatrices, et que ces forces, unies d'une manière indissoluble à la matière, sont par conséquent avec cette dernière primordiales ;

c. Comme il s'ensuit forcément que les actes, qui se sont accomplis et les êtres qui sont venus sur la terre, ne peuvent être que les productions de ces forces matérielles ;

d. Comme, d'un autre côté, nous voyons ces mêmes forces produire sous nos yeux des changements dans la constitution et la forme, non-seulement de la matière inorganique, mais encore des êtres organisés, et que ces mêmes forces se trouvent dans l'impossibilité de donner naissance sur la terre à un corps organique, et à un grand nombre d'autres corps qui sont inorganiques ;

e. Comme enfin les forces primordiales, qui ont donné naissance aux êtres organisés terrestres dans les temps primitifs, n'ont jamais été surprises dans la formation d'un organisme le plus simple, depuis la tradition et l'histoire la plus ancienne, et, ce qui est plus important encore, qu'on n'a jamais trouvé, ni sur la surface, ni dans les profondeurs de notre globe, aucune ébauche, aucun indice, aucune trace, qui permettrait d'admettre, que les êtres organisés et mêmes certains corps inorganiques, dans leur première apparition, aient pu être produits sur la terre ; il est permis de conclure que :

1. Tout ce qui existe dans ce monde, ainsi que les transformations qui s'y accomplissent, sont les produits des forces matérielles qui sont primordiales, et inhérentes nécessairement à la matière.

2. La terre ne s'est pas formée à la place qu'elle occupe à présent dans le système solaire, elle est un fragment ou plutôt une émanation d'un autre astre, où elle aurait déjà subi certaines évolutions, qui l'ont préparée à recevoir et à entretenir la vie.

3. C'est dans cet autre corps céleste, qu'il faudrait chercher l'origine de la vie, et même la source et la formation de bien des corps inorganiques de la terre ; c'est probablement là, que se trouvent encore d'autres forces matérielles à nous inconnues, lesquelles, unies à celles de notre globe et dans des conditions favorables, ont donné naissance aux premiers êtres organisés, qui ont suivi nécessairement les déplacements et les évolutions postérieures de la terre.

Tout homme qui réfléchit doit se demander : Pouvons-nous espérer de pénétrer le secret de l'essence de la vie, ou au moins de la manière dont elle a pris naissance ? A notre point de vue, ce n'est pas possible. Cela tient à deux raisons. Pour savoir ce que c'est que la vie, il faudrait bien connaître toutes les forces et toutes les conditions qui ont concouru à sa création ; mais si la vie, ou les premiers êtres vivants de la terre ont été produits dans d'autres sphères de l'espace, par conséquent dans d'autres conditions que celles qui existent sur notre planète, l'organisation ou la vie est un phénomène cosmique, et comme tel, elle est le résultat des forces matérielles, il est vrai, mais accompli dans un énorme laps de siècles, comme cela arrive avec tous les grands phénomènes et toutes les grandes évolutions de la nature. Par conséquent :

1. La vie de l'homme, bien plus, la vie des générations, bien plus encore, la vie de l'humanité tout entière, est trop courte.

2. Le point que nous occupons et où nous observons les phénomènes de la nature, est minime comparativement à l'espace dans lesquels s'accomplissent les grands phénomènes cosmiques.

Pour ces deux raisons, nous nous trouvons dans l'impossibilité d'observer et d'étudier, dans un temps et dans un espace suffisant, les grands phénomènes de la nature, pour comprendre tout l'enchaînement et toutes les évolutions des forces de la matière dans l'accomplissement de ces grands phénomènes, ou au moins dans la production d'un acte dont nous pourrions conclure, par induction, à la création de la vie par les forces matérielles.

Voilà donc les deux grands obstacles : *Durée très-courte de notre existence, limite très-bornée de l'espace* que nous occupons, pour que nous puissions jamais observer et méditer suffisamment, répétons-nous, afin de comprendre la manière dont s'accomplissent les phénomènes cosmiques, au nombre desquels se trouve l'origine de l'organisation ou de la vie.

Nous ne voulons pas soutenir, que nous manquons absolument de faits qui pourraient nous permettre de reconnaître avec certitude la manière dont les évolutions terrestres se sont faites dans les temps primitifs. Ainsi, lorsque nous examinons les terrains qui forment la surface de la terre, nous voyons que ces terrains sont composés de matières insolubles dans l'eau, qu'ils ont les mêmes propriétés qui s'observent encore aujourd'hui dans les dépôts aqueux, appelés sédiments; que ces terrains sont constitués par des couches stratifiées, tantôt plus minces, tantôt plus épaisses, ayant une texture schisteuse, et quand on saura que, dans toutes ces couches, on rencontre les restes indubitables des êtres organisés qui ne peuvent vivre que dans l'eau, et que ces fossiles, qu'ils soient des restes des organismes aquatiques ou terrestres transportés, ne peuvent résister à l'action du feu, on sera forcé de se rendre à l'opinion du *Neptunisme*, c'est-à-dire, que l'eau a joué un rôle très-important à former ou plutôt à modeler la surface de la terre.

Une autre partie plus considérable de notre globe

est formée par des roches, qui ont une structure cristalline et compacte, et qui sont presque toujours exemptes de fossiles, ce sont les couches les plus profondes, situées au-dessous des couches stratifiées, et cela nous conduit nécessairement à penser, que cette partie de la terre a été primitivement dans un état de fusion ou igné. Voilà en quoi consiste l'opinion du *Vulcanisme*, lequel, on peut l'affirmer encore d'après les considérations qui précèdent, a dû être en action avant le Neptunisme.

Mais ces explications, qui, du reste, peuvent être considérées comme des vérités scientifiques, ne s'appliquent qu'à des évolutions *terrestres* postérieures, par conséquent à des phénomènes relativement restreints et en quelque sorte locaux ; mais elles ne jettent aucune lumière ni sur la manière dont la terre a commencé sa formation, ni sur la place où elle a pris son origine, par la raison que ces derniers problèmes sont des phénomènes cosmiques. Nous pensons toutefois que, la présence de certains métaux sur la terre, dont l'existence sur d'autres corps célestes a été constatée péremptoirement par le spectroscope, l'abondance presque inépuisable de bien des produits terrestres dans quelques contrées, leur absence complète dans d'autres, la distribution si parcimonieuse de pierres et métaux appelés précieux, etc., renferment des enseignements de la plus grande portée à cet égard, mais ce sont pour nous des énigmes et des sphinx dont nous ne pouvons pénétrer les secrets ce sont des hiéroglyphes intacts, parlant de ces questions, mais pour nous indéchiffrables, parce que nous n'avons pas de clef ou de repère qui pourrait nous guider dans la recherche de leur signification.

A cette place, nous croyons utile de nous expliquer sur une objection qu'on soulève quelquefois, en la croyant victorieuse, lorsqu'on se trouve dans l'impossibilité de répondre raisonnablement à un argument quelconque, savoir : *Prenez garde! vous êtes à la recherche des dernières causes*. Or cet argument n'a aucune valeur et ne devrait jamais être opposé par un homme sérieux, par la raison que, dans les sciences naturelles, nous ne savons jamais où sont les dernières causes; ensuite cette opinion, si elle était généralement acceptée, arrêterait les progrès de nos connaissances; car, dans toutes les recherches scientifiques, nous serions arrêtés par la crainte de chercher les dernières causes. Ainsi, si à l'époque où régnait l'opinion de l'horreur de la nature pour le vide, on s'était arrêté à cette explication, sous le prétexte que d'aller plus loin ce serait chercher les dernières causes, nous ne saurions pas aujourd'hui la vraie raison qui fait monter les liquides dans les tubes où l'on fait le vide, et l'on n'aurait pas fait les belles applications pratiques résultant de la connaissance du vrai motif de ce phénomène.

D'ailleurs, l'axiome qu'on voudrait établir, *de ne pas chercher les dernières causes*, n'est pas déduit de la nature des choses, autrement dit : la nature des choses n'en montre pas l'impossibilité. Cette opinion n'est que le voile couvrant la paresse ou plutôt l'ignorance des hommes. Lorsque quelqu'un cherche à démontrer que le cercle est carré, ou bien si quelqu'un voulait habituer un chien à vivre dans l'eau comme un poisson, ou bien encore instruire un cheval à se soutenir dans l'air à l'instar d'un oiseau, l'inconséquence de tentatives semblables ressortirait de la nature des choses, dans le premier cas, de ce qui est rond, ne peut être carré, et dans les autres cas de l'organisation de ces animaux ; mais vouloir de mieux en mieux approfondir les causes des phénomènes de ce monde, soit par une étude bien raisonnée des faits qu'on y rencontre, soit expérimentalement, n'est pas défendu, et l'inconséquence de ces recherches ne résulte pas, encore une fois, de la nature des choses.

Pour en revenir aux forces ou propriétés vitales, nous pouvons affirmer que, puisque l'analyse la plus sévère des phénomènes de ce monde ne peut nous révéler d'autres forces primordiales que des forces physico-chimiques, il s'ensuit nécessairement que ce sont ces dernières qui, dans des combinaisons et dans des conditions pour nous inconnues, doivent être les seules forces créatrices de la vie, et que les propriétés vitales sont les résultats de l'organisation. D'ailleurs, affirmer que les forces ou propriétés vitales et la matière font *un*, et qu'elles en sont inséparables (M. Chauffard) est un non-sens ; car comment concevoir la présence des propriétés vitales dans la matière qu'on appelle inorganique ? Aussi ne les a-t-on jamais trouvées dans cette matière avant qu'elle eût acquis l'état organisé, bien plus, les propriétés vitales disparaissent avec la désorganisation ou la cessation de la vie de l'être organique, sans que la matière cesse d'être matière, comme cela a déjà été dit plus haut.

Tout ce qui existe dans la nature, considéré sous un point de vue général, a des propriétés communes, tout est soumis aux mêmes lois et aux mêmes forces générales, mais quand on examine les choses de plus près, on aperçoit des différences essentielles. Ainsi, qui ne connaît les caractères par lesquels diffère le règne inorganique de celui qui renferme les êtres organisés ? D'accord avec l'auteur ci-dessus nommé nous dirons aussi : « Un des traits essentiels qui distinguent le règne vivant d'avec le règne inorganique, c'est que le premier se partage en un nombre immense d'individus, dont chacun est une source indépendante de mouvements propres qui ne reconnaissent d'autre cause effective que l'existence individuelle qui les produit et qui se manifeste par eux. Dans le règne inorganique il y a des éléments distincts, des corps simples et des corps composés ; mais nul de ces corps ne saurait constituer un individu ; nul n'est apte à produire des mouvements qui lui appartiennent

» exclusivement, car nul ne s'isole du reste du monde » inorganique, nul ne jouit d'une existence propre; » tous se perdent dans l'ample sein de la nature et de » ses forces diverses. »

« Les corps inorganiques, dit M. Chauffard encore, » subissent et transmettent les mouvements qui les » atteignent; ils ne créent pas de mouvement nouveau, » ils n'engendrent pas des actes étrangers par leur na- » ture au mouvement qui les frappe. Rien ne naît ni » ne périt dans l'ordre physique; tout naît et périt » dans l'ordre vivant. Celui-ci est un incessant produc- » teur d'actes qui n'existeraient pas sans lui, et parmi » ces actes, le plus frappant est certainement celui de » la génération, qui reproduit et multiplie l'être vi- » vant. Dans cet acte tout émerge des profondeurs de » la force vivante et les activités du monde physique ne » prennent aucune part directe à son accomplissement. » ..... Le monde physique manque de ces moyens de » développement et d'accroissement : rien ne s'y perd, » rien ne s'y ajoute; il est immuable dans ses appa- » rentes transformations. »

Enfin, ajoute-t-il, les caractères primordiaux de la vie se traduisent par deux mots : l'*unité* et la *spontanéité*. « L'être est un, et c'est par là qu'il est individu. » Sa spontanéité désigne ce pouvoir qu'a l'être vivant » de tirer de lui-même des mouvements par lesquels il » évolue et se manifeste. »

Dans cette citation il y a des vérités incontestables,

mais l'auteur commet une erreur capitale en voulant leur faire prouver ce qu'elles ne prouvent pas. Les différences que M. Chauffard fait ressortir entre le monde inorganique et les êtres organisés, ont été établies par bien des philosophes, et nous reconnaissons volontiers l'unité et la spontanéité dans l'être vivant; seulement ces distinctions ne prouvent rien autre chose, que l'existence des *différences infranchissables* entre les corps inorganiques et les corps organisés; mais il ne faut pas perdre de vue que des *différences infranchissables* existent aussi parmi ces derniers êtres et que les végétaux diffèrent essentiellement des animaux, bien que, chez les uns et les autres, *l'organisation* existe. Ces caractères différentiels dépendent tout simplement de la composition ou plutôt de l'organisation plus ou moins parfaite des existences se trouvant sur la terre. Mais nous demandons à tout le monde et à M. Chauffard lui-même : En quoi ces différences démontrent-elles l'existence d'une force créatrice et préexistante à la matière? En quoi prouvent-elles l'existence des propriétés vitales comme forces primordiales et *inhérentes* à la matière? En quoi prouvent-elles que les êtres organisés sont des créatures de ces forces vitales plutôt, que des forces physiques de la matière? En quoi prouvent-elles que les propriétés vitales ne sont pas les conséquences de l'état dans lequel la matière se trouve, c'est-à-dire de l'organisation? Puisqu'au contraire, nous le répéterons toujours, l'apparition des forces vitales avec l'organisation *seulement*, puisque leur anéantissement avec la *désorganisation* de la matière, puisque le rapport de leur perfection avec une plus ou moins parfaite oragnisation prouvent, que ces forces sont des propriétés que la matière acquiert, comme elle en acquiert d'autres dans les corps inorganiques aussi, par suite des combinaisons nouvelles dans lesquelles elle entre sous l'influence d'une activité simple, ou diversement enchevêtrée de ses forces primordiales.

Quant à l'assertion de l'auteur proclamant que : « Rien ne naît et que rien ne périt dans l'ordre physique ; tout naît et périt dans l'ordre vivant ; » il faut distinguer : si l'on veut parler de la matière et de ses forces physico-chimiques, il est vrai que rien ne naît et que rien ne périt dans l'ordre physique, exactement comme rien ne naît et rien ne périt sous ce rapport dans le monde organique, par la raison toute simple, que rien ne naît et rien ne périt dans la nature, quant à la matière et à ses forces primordiales ; mais si l'on veut parler des nouvelles formes et des nouvelles propriétés qu'acquiert la matière dans ses nouvelles combinaisons et dans ses nouvelles transformations : tout naît et tout périt dans l'ordre organique, exactement comme tout naît et tout périt plus ou moins lentement dans le monde physique, parce que toutes ces transformations n'ont rien de réel relativement, elles ne sont que des modes d'être, et des résultats des activités des forces primordiales de la matière.

Pour ce qui concerne l'unité de l'être vivant, personne ne peut la contester; mais à la condition rigoureuse d'une unité relative, car, absolument parlant, l'unité n'existe que dans l'ensemble de l'univers, et en dehors de cette unité il ne peut exister aucun être vivant. Sortez l'individualité organique des conditions nécessaires à son existence, c'est-à-dire sortez l'être vivant de l'influence des forces matérielles ou physico-chimiques, l'individualité sera anéantie et tous les efforts de ce qu'on appelle *forces vitales* ne pourront prolonger d'un seul moment l'existence de l'unité organique. La raison en est, que la différence entre la matière inorganique et les êtres organisés, que même la différence entre le règne végétal et le règne animal dépend tout simplement de la plus ou moins grande perfection de leur composition ou de leur organisation, en un mot, que l'unité et la spontanéité relatives, autrement dit : l'existence des êtres vivants a un rapport inséparable avec la matière inorganique et avec ses forces physico-chimiques.

Mettez un être organisé dans les conditions où l'on pourrait lui soustraire complètement soit l'attraction, soit l'électricité, soit le calorique, soit l'oxygène, toutes les forces vitales ne pourront lui conserver ni l'unité, ni la spontanéité, par la raison que ces dernières ne sont que des propriétés acquises, des modes d'être de la matière, résultant de la combinaison et de l'enchevêtrement des forces physiques et des éléments matériels, par la raison que l'unité et la spontanéité ne sont que des manifestations de la matière mise dans certaines conditions.

Les vitalistes, même ceux qui sont matérialistes, c'est-à-dire qui admettent que *forces vitales* et *matière* font *un*, croient avoir trouvé un argument irréfutable, en faveur des forces vitales indépendantes, dans la génération, aussi disent-ils : qu'il n'y a pas d'acte physico-chimique ni de mouvement communiqué qui jamais pourrait donner l'idée de la *génération*, et que la génération est le caractère essentiel de l'animalité. Autrement dit : la génération est le caractère essentiel de l'animalité, ou de cet état dans lequel les éléments matériels ont été mis par des forces physico-chimiques, qui les rend aptes à donner lieu à la reproduction ; exactement comme la fluidité et la transparence sont les caractères essentiels de cet état, dans lequel l'oxygène et l'hydrogène ont été mis par les forces physico-chimiques, qui les rend aptes à former un composé liquide et transparent ; exactement comme la couleur bleue, la structure cristalline et la proprité toxique sont les caractères essentiels de cet état, dans lequel l'oxygène, le soufre et le cuivre ont été mis par les forces physico-chimiques, qui les rend aptes à donner naissance à un corps composé, qui sera bleu, cristallisé et poison ; exactement comme des éléments matériels ont été mis par des forces physico-chimiques dans un état qui les rend aptes à produire une fleur ou un fruit particulier. Aussi devient-il évident que la génération ne peut pas prouver l'existence intrinsèque et primitive des forces vitales. D'ailleurs tout l'acte de la génération, analysé jusqu'à sa limite, est un acte physique, seulement le dernier moment, la dernière action, celle qui éveille la vie ou l'existence d'une individualité vivante, reste pour nous impénétrable; mais cette ignorance ne nous autorise pas à admettre des forces vitales, indépendantes des forces physico-chimiques, et pour cette raison incompréhensibles aussi bien dans leur origine, que dans leurs propriétés, lorsque nous avons ces dernières dont nous sommes loin de connaître toutes les combinaisons et tous les effets possibles, lorsque nous avons les forces physico-chimiques, disons-nous, dont l'étude expérimentale nous dévoile tous les jours des influences et des productions étonnantes.

Les vitalistes passeraient encore condamnation sur la digestion, sur la sécrétion de la bile, de l'urine, de la sueur, etc., et ils concéderaient encore volontiers l'influence des forces physico-chimiques sur ces actes de la vie, parce que l'intervention de ces forces, dans lesdites fonctions physiologiques, devient de plus en plus facile à comprendre; mais ils croient avoir trouvé une preuve irréfutable de l'existence des forces vitales indépendantes des forces physiques, *dans la génération*, uniquement parce que jusqu'à présent la manière dont les forces matérielles interviennent dans cet acte, nous est restée complétement inconnue. Si dans la plupart des fonctions physiologiques l'on concède l'influence des forces physico-chimiques, pourquoi admettre l'intervention exclusive des forces vitales dans ce seul acte qui s'appelle *la génération?*

On connaît l'histoire de la statue colossale de Memnon qui, aussitôt après le lever du soleil, rendait des sons. Les Grecs, avec leur riche imagination, ignorant comment se produisait ce phénomène, l'attribuaient à la voix d'*Eos*, mère de Memnon, qui arrivait près de son fils et lui rendait la vie avec les rayons de l'aurore. Voilà une explication surnaturelle que forge l'esprit des hommes dans l'ignorance de la vraie cause d'un phénomène évidemment physique ; en effet, des observateurs modernes ont reconnu, que les sons en question étaient produits par l'air, qui s'échappait des joints de la pierre échauffée par le soleil. Or c'est bien dans la position des anciens Grecs dans ce cas, que se trouvent les vitalistes avec leur explication de la génération.

Quand nous voulons embellir ou bien améliorer une espèce, ce n'est pas en exerçant une action sur les propriétés vitales insaisissables à tous nos moyens d'investigation, mais c'est en agissant matériellement sur elles, c'est en mettant ces espèces dans de meilleures conditions matérielles, et par conséquent c'est en utilisant nos connaissances sur les propriétés des forces physico-chimiques, que nous parvenons à ce résultat. Et quand un être organisé est menacé de perdre la vie, ce n'est pas aux forces vitales que nous nous adressons afin de la lui conserver ; dans ce cas encore toutes nos ressources sont des moyens matériels et les forces physico-chimiques que nous mettons en action pour conserver l'unité compromise de l'être vivant. Nous prévoyons bien qu'on nous dira, qu'il est certain que les moyens dont nous nous servons, soit pour améliorer l'espèce, soit pour conserver un être en danger de perdre la vie, sont des moyens matériels, mais ce sont toujours les forces vitales qui s'en saisissent et les mettent dans les conditions nécessaires à l'amélioration ou à la conservation de l'être vivant.

Nous n'acceptons pas cette manière de voir relativement à cette question, par la raison qu'il est tout à fait impossible de démontrer l'existence des propriétés vitales indépendantes, et par conséquent non résultantes des forces physico-chimiques, comme cela arrive avec ces dernières qui existant réellement se manifestent indépendamment de toute autre force et qui sont des propriétés primordiales de la matière.

On ne peut directement, c'est-à-dire sans intermède des forces physico-chimiques, ni concentrer, ni fortifier, ni affaiblir les forces vitales, parce qu'elles n'existent pas en réalité et qu'elles ne sont que des manifestations des forces physiques mises dans certaines conditions de leur enchevêtrement et de leur combinaison. Et nous répéterons encore : parce qu'il n'est pas donné à l'homme jusqu'à présent de produire ou au moins de comprendre cette action combinée des forces matérielles dans les actes physiologiques, ce n'est pas une raison d'imaginer des forces indépendantes de ces dernières, et dont les fonctions deviennent de plus en plus limitées par les études approfondies des manifestations des forces primordiales de la matière.

De ce qui précède il résulte que :

1. Il n'existe dans la nature, depuis l'éternité, que la matière intimement unie aux forces physico-chimiques, qui sont ses forces primordiales.

2. De l'action incessante de ces forces, il résulte des modifications dans la manière d'être de la matière, et par suite de ces modifications ou transformations, la matière se présente avec des propriétés nouvelles qui se modifient encore, ou même, qui disparaissent complètement avec une nouvelle transformation de cet état de la matière, sans que celle-ci cesse d'être matière.

3. L'état, qu'on appelle organisé, ne peut avoir pour principe créateur que les forces physico-chimiques, comme il n'a pour base que la matière.

4. Les *forces vitales*, en tant qu'elles existeraient indépendamment des forces physico-chimiques, venant on ne sait d'où, pour s'adjoindre à la matière organisée, ne sont qu'une pure hypothèse inventée par notre ignorance sur l'origine, et le mode de formation des premiers organismes, et par notre ignorance de la manière dont agissent les forces primordiales combinées dans les êtres vivants.

5. Comme dernière conséquence, il résulte que la spontanéité existe nécessairement dans la matière unie à ses forces primordiales, que la matière soit organique ou inorganique.

Après avoir démontré, dans la discussion qui précède, que les forces créatrices et la spontanéité existent dans la matière unie à ses forces physiques, après avoir fait comprendre que les forces vitales ne peuvent être que des propriétés résultantes des forces physico-chimiques mises dans certaines conditions qu'on appelle organisation ou la vie, que la spontanéité existe dans les êtres organisés, comme elle existe dans la matière inorganique, et que cette spontanéité est pour nous appréciable chez les êtres vivants, parce qu'elle s'y manifeste dans un cercle d'action très-restreint et dans une espace de temps très-limité, nous sommes ramené à la question par laquelle nous avons commencé, c'est-à-dire à la spontanéité dans les maladies. Pour résoudre ce dernier problème il faut bien expliquer et bien préciser la question.

Nous ne perdons pas de vue, qu'au commencement de ce travail nous avons avancé que les maladies, comme tout ce qui s'accomplit dans la nature, étaient spontanées, nous voulions dire par là : que les maladies, ainsi que tous les phénomènes de ce monde, n'ont pas besoin pour leur apparition des forces extraordinaires, surnaturelles et extramatérielles, et que, par conséquent, elles sont produites par des activités matérielles. Le sujet a été envisagé sous un point de vue très-général, pour ne pas dire absolu, et nous espérons que la suite de nos développements l'a fait comprendre ainsi. Maintenant que nous sommes arrivé à étudier la question dans un cercle relatif et limité à la pathologie, la spontanéité dans les maladies nous apparaîtra sous un jour tout à fait différent, et nous pouvons affirmer que la spontanéité morbide, considérée dans ces limites, non-seulement n'existe pas, mais qu'elle ne peut même pas exister dans un être vivant, contrairement à ce que soutiennent certains vitalistes. C'est ce que nous nous proposons de prouver.

Comme les sciences positives et l'observation calme et réfléchie des phénomènes qui s'accomplissent dans la nature, nous apprennent que la spontanéité existe dans la matière et ses forces primordiales, l'existence de cette spontanéité chez les êtres organisés n'a rien que de naturel et de concevable, lorsque ces êtres se trouvent dans les conditions normales ; mais si la spontanéité dans un organisme vivant et dans l'état *normal* ou *sain* est incontestable, cette spontanéité ne se présente pas avec la même évidence, lorsqu'on veut la faire intervenir dans le développement des maladies.

Nul doute qu'une fois que la matière a été constituée en une unité organisée qu'on appelle l'être vivant, cet être accomplit des actes spontanés, c'est-à-dire émergeant de lui-même ; mais au fond ces actes sont des manifestations inévitables et fatales. Ainsi la croissance, la formation de l'écorce, du tissu ligneux, des feuilles, des fleurs et des fruits, la formation de la peau, du tissu cellulaire, des muscles, des nerfs, des os, la dentition, la ménopause, la vieillesse sont des actes normaux et spontanés dans les organismes vivants; mais ces spontanéités s'accomplissent d'après des lois fixes et immuables, dont il n'est pas permis à l'être vivant de s'écarter sans tomber dans cet état anormal, qu'on appelle *maladie*. De là vient que nous pouvons prévoir, calculer, déterminer ces manifestations spontanées dans l'état normal des organismes.

Il n'en est pas de même dans la maladie; dans cette dernière condition, la spontanéité, une des lois fondamentales de l'organisation dans son état sain ou normal, non-seulement ne cesse pas d'agir, mais encore c'est elle qui, dans la plupart des états morbides, est le principal acteur dans la conservation de l'être vivant dont l'existence a été compromise. Aussi est-il inconcevable, pour l'esprit de l'homme, qu'à côté de la spontanéité que nous pourrions appeler conservatrice, il se développe, à un moment donné, une spontanéité morbide; il est non moins inconcevable qu'un organisme, qui a reçu l'impulsion de marcher dans une telle direction, puisse violer les lois fondamentales de la vie en se détournant spontanément de sa fatale destinée. Bien au contraire nous serions plutôt disposé à croire que, comme un corps inorganique, qui a reçu l'impulsion de se mouvoir dans un certain sens, continuerait à se mouvoir indéfiniment dans la même direction, s'il n'en était pas détourné par un obstacle quelconque; de la même manière, un organisme vivant conserverait son existence normale, au moins beaucoup plus longtemps que cela n'arrive à présent, s'il pouvait être soustrait à toutes les influences morales et physiques, s'il pouvait être mis dans des conditions où il ne serait pas affecté par tout ce qui l'entoure, et qui travaille à sa destruction. La logique s'oppose à la pensée que les forces physiques, qui sont le fondement des manifestations physiologiques ou vitales normales, et qui sont destinées fatalement à travailler à la conservation de l'existence de l'être vivant, puissent spontanément changer de direction et tendre sans aucune cause à sa destruction ; la logique proteste contre la supposition qu'à côté des forces conservatrices de l'organisme vivant, autrement dit qu'à côté de la spontanéité qui a pour but l'état normal ou sain de l'individu, il se trouve une spontanéité *morbide latente* qui, à une certaine époque de la vie, surgit plus ou moins rapidement et travaille à sa désorganisation. Il résulte donc de ce qui précède que les forces physico-chimiques et leurs résultats, propriétés vitales, ne peuvent dévier, sans une cause perturbatrice, du but auquel elles sont destinées, c'est-à-dire de la conservation normale de l'être vivant ; il résulte encore de ce qui précède que les maladies ne peuvent jamais se développer spontanément, en un mot, il résulte de ce qui vient d'être dit, qu'il ne peut y avoir de spontanéité morbide dans un organisme vivant. Prenez les maladies épidémiques, sporadiques, endémiques ou saisonnières, aucune espèce de ces maladies ne pourrait naître, sans que les forces conservatrices de l'être vivant eussent été dérangées dans leurs fonctions par des causes réelles dont les unes sont pour nous évidentes, et dont les autres sont restées jusqu'à présent impénétrables, mais n'en existent pas moins, et le bon sens ne permettrait pas de nier leur existence par la raison que nous sommes à ce sujet dans l'ignorance. Si l'on veut parler des maladies héréditaires et diathésiques, dans ce cas encore l'être vivant apporte avec lui en naissant ou bien acquiert, sous l'influence des circonstances pernicieuses dans lesquelles il vit, un vice lequel, après être resté pendant plus ou moins longtemps dans un état latent, arrive à prendre de la prépondérance sur les tendances conservatrices des forces physiques, trouble leurs fonctions normales, amène des maladies graves lui correspondant, et à la fin la cessation de la vie.

Nous ne voulons imaginer ni théories, ni hypothèses pour expliquer la manière dont les forces physico-chimiques sont détournées de leur tendance conservatrice, et ensuite comment elles amènent un trouble dans les fonctions vitales normales, d'où résulte une manifestation morbide, par exemple : d'une diathèse héréditaire ou acquise ; puisque, rigoureusement parlant, nous sommes dans l'ignorance complète de la manière dont s'accomplissent, tout à fait en dernière analyse, la plupart des fonctions dans l'état physiologique de l'organisme, par exemple : comment se forment et se nourrissent le cerveau et les nerfs, comment se nourrit et se renouvelle la trame des os, des muscles, etc. Qu'il nous soit seulement permis de présenter une comparaison, non pour prouver quoi que ce soit, mais pour faire bien comprendre notre manière de voir à ce sujet, et pour faire bien sentir que, si la spontanéité existe dans l'organisme, si tout émerge de l'intérieur de l'être vivant, cela tient à ce que tous les phénomènes dans ce monde sont spontanés et que tout émerge de la matière et de ses forces physico-chimiques ou primordiales.

Faites faire deux boules en bois, supposez que, dans une d'elles, on ait ménagé une cavité près de la surface qu'on aurait laissée vide ou qu'on aurait remplie de plomb ; au premier abord ces boules vous paraîtront égales, elles seront exactement du même bois, du même volume, de la même forme ; mais lorsque vous les examinerez plus à fond en les prenant dans les mains, vous trouverez, en les soupesant, qu'en réalité il existe une différence entre les deux sphères, qu'il existe un défaut dans l'une d'elles comparativement à l'autre. Voilà donc le défaut, l'espèce d'un vice héréditaire ou acquis, si vous le voulez. Lancez ces deux boules avec la même force et sur des terrains tout à fait égaux, l'une d'elles roulera avec régularité et ne s'arrêtera que sous l'influence de l'attraction, du frottement sur le terrain et de la résistance de l'air, tandis que la seconde roulera d'abord comme la première sous l'influence de la même cause impulsive et des mêmes causes perturbatrices extérieures ; mais bientôt son mouvement sera troublé et elle s'arrêtera en raison du vice de sa construction intérieure, seulement le trouble de ses évolutions sera spontané, c'est-à-dire indépendant de toute force extérieure et résultera tout simplement de sa construction vicieuse sans laquelle ce trouble, dans le mouvement rotatoire, ne serait pas arrivé sitôt; exactement comme une maladie diathésique apparaît spontanément, mais en raison d'un vice héréditaire ou acquis sous l'influence des causes perturbatrices dans lesquelles vit un être organisé ; et sans la présence de ce vice, l'organisme vivant serait dans l'impossibilité de produire une maladie diathésique malgré toute sa spontanéité. Il est donc évident que si les fonctions physiologiques s'accomplissent et les maladies naissent spontanément dans un organisme vivant, cela tient, nous le répétons encore, à ce que la spontanéité existe dans la nature, autrement dit, à ce que tout s'accomplit spontanément par les forces physico-chimiques, même dans la matière inorganique.

Mettez dans l'eau de l'oxalate de potasse et du nitrate de chaux, l'empressement, si l'on peut s'exprimer ainsi, avec lequel les molécules de l'acide oxalique et les molécules de la chaux se rechercheront pour se combiner entre elles, émergera exclusivement des forces réunies dans ces deux corps, leur combinaison se fera donc spontanément et sans intervention d'aucune autre influence extérieure. Jetez du potassium dans de l'eau, c'est encore exclusivement en vertu de ses propriétés physiques, et par conséquent spontanément, que ce métal décomposera l'eau, se réunira avec l'oxygène et produira une flamme éclatante. Exposez un morceau de phosphore à l'air, c'est encore spontanément, et en vertu de ses propriétés chimiques, qu'il brûlera en se combinant avec l'oxygène de l'air. Appliquez la poudre de Vienne sur une partie quelconque de votre corps, c'est tout simplement en vertu de la causticité qui lui est propre, que cette poudre mortifiera une portion de la peau. Faites enfin avaler à un animal de l'arsenic, ou bien de la strychnine, ou bien de l'opium, ou bien de l'acide hydrocyanique, c'est toujours spontanément et en vertu de sa seule propriété toxique, et sans intervention d'aucune force extramatérielle, que chacun de ces poisons agira pernicieusement sur l'économie de l'animal, amènera des accidents lui correspondants et à la fin la destruction de la vie. Quand apparaît un arc en ciel, ou bien une aurore boréale, ou bien une comète, tous ces phénomènes se produisent sous l'influence spontanée des forces physiques de la matière.

Et le tonnerre que nous entendons éclater dans les airs ; les accidents effrayants qui se succèdent pendant les éruptions des volcans; les tremblements de terre qui portent la terreur et l'effroi au cœur de l'homme, précipitent des plaines dans l'abîme, font surgir des montagnes, détruisent d'un seul coup les plus grandes villes et enfouissent des milliers d'habitants sous leurs décombres; tous ces grands phénomènes de la nature démontrent la puissance grandiose des forces que la matière recèle dans son sein; car il est évident que cette puissance de la nature n'est pas autre chose que des forces physico-chimiques, et que ces manifestations terribles ressortent ou sont les résultats exclusifs des activités physiques et *spontanées* de la matière et de ses forces primordiales.

Cette spontanéité des forces matérielles ne se manifeste pas seulement sur la terre et dans notre système planétaire; on la constate également, dans les espaces, aussi loin que nous pouvons pénétrer et observer à l'aide de nos instruments d'optique. On y voit des corps ayant la même forme que ceux qui se meuvent autour du soleil, les uns paraissant immobiles, ayant leur lumière propre et formant ce qu'on appelle les étoiles fixes; les autres, tournant autour des premiers et sur leurs axes, sont leurs satellites, tous ces astres obéissent aux mêmes lois de la gravitation que nos planètes, et leurs évolutions peuvent être calculées avec la même exactitude qu'on le fait pour les corps du système solaire.. On peut déterminer avec précision leur forme, leur volume, leur densité et par conséquent leur poids et leur force d'attraction. Bien plus, au moyen de l'analyse spectrale, on constate sur ces astres l'existence des mêmes métaux que ceux qui se trouvent sur la terre, sur les autres planètes et même sur le soleil.

Or puisque les grands phénomènes s'accomplissent dans ces systèmes sidéraux si éloignés, d'après les mêmes lois, par conséquent par les mêmes forces qui dirigent les mouvements des satellites solaires, il n'y a pas de raison de supposer que les phénomènes locaux, c'est-à-dire ceux qui se passent sur chacun de ces corps en particulier, s'effectuent sous l'influence d'autres puissances que les forces physico-chimiques ou primordiales de la matière, dont la spontanéité se manifeste sur la terre et sur les autres corps de notre monde planétaire.

Nous soutenons même que, s'il y a des êtres vivants sur les étoiles qui remplissent l'univers, ce qui est excessivement probable, pour ne pas dire certain, ces êtres peuvent différer de nous, quant à la structure de leur corps; ainsi ils peuvent avoir les sens plus ou moins parfaits que les nôtres, par la raison que leur organisation doit être conforme aux milieux dans lesquels ils vivent, et par conséquent, si ces créatures sont douées de l'intelligence, elles peuvent comprendre, plus ou moins bien que nous, les faits et les phénomènes qui se présentent à leur observation; mais dans leur raisonnement elles doivent suivre les principes de la même logique que nous, puisque partout nous constatons la même matière, dans tout l'univers nous voyons en action les mêmes forces, et si de plus, l'axiome que nous avons établi est irrécusable, savoir que : tout ce qui s'accomplit dans la nature est la réalisation de la logique, il ne peut y avoir qu'une seule et même logique dans ce monde.

Pour résumer nos dernières idées nous disons que : tous les phénomènes précités, dont les uns s'accomplissent dans les vases de nos laboratoires, dont les autres s'exercent sur les êtres vivants, et les derniers, étant des phénomènes cosmiques, se réalisent dans le grand laboratoire qu'on appelle l'univers ; tous ces phénomènes, disons-nous, sont des productions spontanées des forces physiques de la matière, exactement comme le sont les manifestations que nous observons dans l'organisme vivant.

On comprend donc par ces exemples que, la spontanéité existant dans la matière en général, doit exister nécessairement dans un être organisé. Seulement dans ce dernier cas, les actes considérés comme propriétés vitales sont pour nous incompréhensibles et inexplicables par les forces physiques à cause du nombre, de la complexité et de l'enchevêtrement de ces forces, qui concourent à l'accomplissement de ces actes ; tandis que les manifestations physico-chimiques de la matière inorganique sont pour nous plus compréhensibles, parce qu'elles sont analysables à cause de la simplicité des conditions dans lesquelles elles se produisent, et à cause de la possibilité de les suivre jusqu'à la dernière analyse.

CONCLUSIONS

1. Un être vivant est formé des éléments matériels susceptibles d'être analysés, par conséquent très-bien connus.

2. Les éléments, en entrant dans la formation d'un organisme, ne peuvent être doués d'autres forces que les forces physico-chimiques ou primordiales de la matière.

3. Par la combinaison de ces éléments matériels et par une réunion complexe des forces physiques, l'organisme acquiert, durant son existence, des propriétés nouvelles qu'on appelle manifestations vitales ; mais qui disparaissent avec la désorganisation de la combinaison des éléments et de celle des forces matérielles ; exactement comme disparaissent les propriétés nouvelles que les corps inorganiques acquièrent par suite des combinaisons de ces mêmes éléments, avec l'anéantissement de ces combinaisons.

4. Les forces physiques et leurs résultats appelés forces ou propriétés vitales, existant dans un organisme vivant, tendent fatalement à son développement et à sa conservation; par conséquent la durée de l'existence d'un être vivant ne pourrait être déterminée, s'il n'était pas entouré des influences matérielles et morales agissant sur lui d'une manière destructive.

5. Il ne peut donc y avoir de spontanéité morbide, autrement dit : les forces organisatrices ne pourraient agir spontanément de manière à produire une maladie et la destruction d'un être vivant, si elles n'étaient troublées par des causes quelconques dans leur tendance nécessairement conservatrice.

6. La spontanéité ne peut donc pas exister dans la production des maladies en général, et à plus forte raison n'existe-t-elle pas dans les maladies incontestablement contagieuses.

TABLE

IMPRIMERIE L. TOINON ET Cᵉ, A SAINT-GERMAIN.

www.ingramcontent.com/pod-product-compliance
Ingram Content Group UK Ltd.
Pitfield, Milton Keynes, MK11 3LW, UK
UKHW012243240726
13966UKWH00004B/1257

9 782011 927842